U0248013

如果尸体会说话
STIFF: The Curious Lives of Human Cadavers

[美] 玛丽·罗琦 著 王祖哲 译
Mary Roach

湖南科学技术出版社
·长沙·

目录
Contents

导言

在我看来，死与泛舟湖海实在相去不远。你大部分时间仰卧于床榻。大脑关了开关，肉身开始瘫软。没有很新的事儿发生，也没有什么事儿指望你去办。

如果我去泛舟，我就更喜欢那舟是考察船，上面的乘客仍然把一天的很多时间打发在仰面而卧上，心里空空如也，但也帮着科学家搞研究项目。这些考察船把乘客带往人所不知、想也想不到的地方，为乘客提供做事的机会，否则他们就做不成那种事了。

我猜，身为一具尸体，也是这么回事。你能够做某种新鲜有趣的事，某种有用的事，那干吗要成天躺着呢？每一项发展起来的外科手术，从心脏移植到变性手术，尸体都与外科医生如影随形，以其独特的沉静和与众不同的方式创造着历史。两千年来，有的是情愿的，有的是不知情的，尸体被牵扯进了最大胆的科学探索、最怪异的事业中。尸体帮助测试法国的第一个断头台，这是取代把人吊死的"人道"举措。在列宁遗体防腐工作者的实验室里，尸体帮助测试最新的技术。在国会听证会上，尸体也在场（在文件上），为强制使用安全带提供证据。尸体还乘坐太空梭呢（好吧，那是尸块），它帮助田纳西的研究生揭示人体自燃现象，尸体还钉在巴黎的一个实验室里测试"都灵裹尸布"的真假。

为了取得它们的经历，作为交换这些尸体同意接受刀劈斧剁。尸体被肢解，被剖开，被重新布置。但事情是这样：它们并不忍受什么。尸体是我们的超级英雄：身受火炙，它们不退缩；从高楼掉落，跟汽车一同撞进墙壁，它们不吭声。你可以朝它们开枪，或者开一艘快艇撞它们的腿，这都不会让它们恼恨。它们的脑袋可以搬走，却无害处。它们能同时待在6个地方。我把它们视为超人：

浪费这些力量之物，不用它们来改善人类，那是多么遗憾啊。

本书写的是人死之后的非凡业绩。有人身前的贡献早被人遗忘，身后事迹却在书页和刊物中永垂不朽。我家墙上挂着一本挂历，来自费城医学院的穆特博物馆。日历上10月份的那幅照片，是一张人皮，上面有箭头和裂口。医生想用它搞清楚，是纵向切还是横向切，怎么才不容易破坏皮肤。在我看来，死后能够在穆特博物馆展示一番，或者给弄成个骨架子放在医学院的教室里，就好像为公园捐钱买了一把长条椅子一样，是一件可以做的好事，有点永垂不朽的意思。这本书写的事情，有时奇怪，常常令人震惊，总那么引人入胜，都是尸体的所作所为。

仅仅仰面躺着，这倒没有什么错处。即便是躺着，我们也将会看到，腐烂过程很有趣。尸体有其他的方式来打发自己的日子。掺和一把科学，在艺术展上露露脸，或者给一棵树当肥料。这是一些可供尸体选择的方式。

死亡可不见得乏味。

有人与我不同调，他们觉得，除了把死者埋了或者烧了，其他的处理方式全都对死者不敬。我猜，写死人的事也不敬。许多人会觉得本书无礼。他们会说，关于死，没什么好乐的。哎呀，但是有好乐的啊。死是荒谬的，你会发现那是你最傻的处境。你的肢体松松垮垮，互不协调。你的嘴半张着。死，难看、有味儿、令人不安；关于死，没什么倒霉的事好做。

这本书写的不是正在死的那种死。死，撒手人寰那种的死，令人悲伤，刻骨铭心。失去你爱的人，或者你自己就要完了，这没有什么好玩的。这本书写的是已经死了的状况，是无名无姓、不公开的死。我见过的尸体并不叫人压抑，不叫人撕心裂肺，也不叫人反感。它们看上去蛮可爱，心思也善良，有时候还悲伤，偶尔也逗乐。有的漂亮，有的丑怪。有的穿着汗裤，有的赤身裸体。有的裂成碎块，有的是囫囵的。

我全不认识它们。某次实验，如果涉及的是自己认识或者喜欢的某个人，无论那么多么有趣或者重要，我都不想看。（不多的几个人，如冉恩·韦德（Ronn Wade），在巴尔的摩的马里兰大学，主持解剖学尸体捐献项目，真见过这种实验。他告诉我，若干年前，一个女人的丈夫愿意把自己的尸体捐献给大学，她问能不能观看解剖。韦德委婉地说不能。）我有此感觉，不是因为我去看就不敬，就不对，而是因为我在感情上无法把尸体和才离世的那个人分开。亲人的遗体不仅仅是尸体，那是活人的栖身之所。那是一个焦点，一个容器，从感情上看，它如今是空了。用作科学研究的尸体总是陌生人的。[1]

让我跟你讲讲我看到的第一具尸体。我当时 36 岁，死者 81 岁。那是我母亲的遗体。我此刻注意到我用的是所有格"我母亲的"，好像是说，那个遗体属于我母亲，而非那个尸体就是我母亲。我妈从来不是尸体，没有人曾经是尸体。你是一个人，然后你不再是一个人，一具尸体占了你的位置。我母亲走了。那具尸体是她的空壳。或者说，在我看来事情似乎就是如此。

那是一个炎热的 9 月上午。殡仪馆告诉我和我兄弟瑞普，在牧

---

[1] 或者说，几乎总是陌生人。有时候发生了这样的事：一个研究解剖学的学生认出了解剖室里的一具尸体。"在 25 年里，我遇到过两次这样的事。"休·帕特森（Hugh Patterson）说，此人是加利福尼亚大学医学院的解剖学教授。

师来祈祷之前大约一小时要到场。我们以为有些文件要填写。殡仪员把我们领进一个昏暗而寂静的大房间，帷帘重重，冷气森森。房间的一头是一口棺材，这里是停尸间嘛，没什么好奇怪的。我兄弟和我局促地站在那儿。殡仪员清了清嗓子，把目光转向那口棺材。我以为我们应该认得出它，因为我们在前一天选了这口棺材，也付了账，但我们没认出来。最后，那人走过来，朝棺材那边做了个手势，微微弯一下身子，那姿势宛如侍者为食客引座一般。在那儿，从他张开的手掌上方望过去，是我母亲的脸。我没想到这一幕。我们不曾要求瞻仰遗容，悼念活动用的是封起来的棺材。看看就看看吧。他们给她洗过头，把头发弄成波浪形，还给化了妆。他们的活儿干得不错，但我觉得他们这是强买强卖，好比我们要求的是大体洗洗车，他们却得寸进尺，把它收拾得无微不至。嗨，我想说，我们没让他们干这个；但是，我当然什么也没说。死亡让我们无可奈何，只好不失礼数。

办葬礼的告诉我们，我们有一个小时的时间和她待在一块儿，之后他就悄悄离开了。瑞普看了我一眼。一个小时？一个小时，你跟一个死人有什么好玩的？妈妈缠绵病榻为时已久。我们伤心也伤过了，哭也哭过了，也说过妈妈好走。事情就像是服务员给你端来一块你不想吃的饼。我觉得，转身离开，粗鄙无礼，他们毕竟已经把麻烦事儿都给预备下了。我们凑近那棺材，好就近看看。我把手放在它的额头上，一方面是表示一份亲情吧；另一方面是想知道死人摸上去是个什么感觉。它的肌肤很凉，是金属或者玻璃的那种凉。

那是一个星期之前，妈妈还在读《河谷新闻》，做上面的填字游戏。据我所知，在最近的4～5年，她天天上午做填字游戏。有时候在医院里，我爬上床和她一块儿琢磨怎么填字。她一直卧床，填字是她能够做也乐意做的最后几件事中的一件。我看了看瑞普。我们娘儿仨要不要最后一次一块儿做填字游戏？瑞普出去从汽车里拿来纸。我们伏在棺材上，把提示大声读出来。此时此刻，我不禁号啕。那个星期，是一些小事让我伤怀：在收拾妈妈的衣柜之际，我们找到了她在宾果游戏里赢的筹码；从她的冰箱里清空了14包她亲自包起来的鸡肉，每一包上面都贴着标签，工工整整地写着"鸡肉"。还有就是填字游戏。看她的尸体，感觉奇怪，但真的不伤心。那不是**她**。

过去的一年，我发现我最难适应的事情，不是我见过的那些尸体，而是要求我讲讲我的这本书的那些人的反应。你在写书的时候，大家想为你高兴高兴；他们想说出某些悦耳之词。一本写死尸的书，可不是期待的谈话内容。写一篇和尸体有关的文章，那没有问题；但是，写整整一本书，写关于死人的，那就在你的人格上插了一面红色的警示旗。我们知道玛丽神神叨叨，但我们现在搞不明白，你说，她是否反常。去年夏天，在旧金山的加利福尼亚大学医学院的图书馆里，在借书台那儿，我体验到了那一刻，把写一本关于尸体的书是个什么光景做了归纳。一个小伙子正在计算机上看我名下的借书记录：《尸体防腐的原理与实践》(*The Principles and Practice of Embalming*)《死亡化学》(*The Chemisty of Death*)《枪伤》(*Cunshot Injuries*)。他看了看我眼下要登记的书：《第九届斯塔普撞车会议论文集》(*Proceedings of the Ninth Stapp Car Crash Conference*)。他一言未发，但他何需说什么，一切尽在他那一瞥之间。在我登记一本书的时候，我常常希望他们问一下：为什么你想看这本书？你在寻思些什么事儿呢？你是干什么的？

他们从来不问，我就有口难开了。但是，我现在要告诉你。我是一个好奇心重的人，像所有记者一样，我喜欢窥视隐私。我写我觉得引人入胜的那些东西。我一般是写游记。我旅游是为了逃避司空见惯的寻常之事。我逃避的时间越长，我走得就越远。到我发现我自己第三次身在南极洲的时候，我开始搜寻近在手边的东西。我开始在裂缝之间寻找奇异之域。科学就是这么一片境地。牵扯尸体的科学，特别奇异而奇怪，以其令人反感的方式呈现，它也魅力十足。过去一年我走过的地方，不像南极洲那么漂亮，但是，我希望，那些地方奇异而有趣，值得与你分享。

第1章 人头可怕，浪费不得

在死人头上练习手术

人头，体积和重量与一只烤鸡大体相同。我以前不曾有机会做这种比较，因为在今天之前我不曾看到人头放在烤盘里。但是，这里有40颗头，一只烤盘里放了一颗，脸朝上安置，在看似宠物碗的那个器具里。这些头是为整容医生准备的，每两个医生分一颗，做练习用。我正在观摩一次面部解剖学与整容手术课程。课程的赞助者是南方一所大学的医学中心。整个课程由美国最受欢迎的6位整容手术专家主持。

这些头放在烤盘里——一次性的铝合金烤盘。与把鸡放在烤盘里的理由一样：接住汤汤水水。外科手术，即便是在死人身上做的，也是一桩干净利索的事。40张折叠桌子，铺着淡紫色的塑料布，每张桌子中间放着一只烤盘。皮肤钩和牵引钩摆放整齐，漂亮得宛如饭店里的刀叉。整个场面看起来像是一场招待餐会。一位年轻的女士为今天上午的研讨会做了这番布置，我对她说，紫色为这房间平添了复活节的喜庆气氛。她叫特蕾莎。她回答说，选紫色桌布，是因为紫色抚慰人心。

成天修理眼皮、抽空脂肪的这些男男女女，还需要抚慰人心的某种东西，这叫我吃惊。但是，把人头割下来，连职业医生也为之闹心，尤其是新鲜的人头（这里的"新鲜"意思是没用防腐剂）。这40颗人头来自死了才几天的人，因此看上去与他们生时的模样非常相似。（防腐过程会把组织弄硬，结构就不那么柔顺，手术经验就不怎么能够反映实际操作的情形。）

此刻你看不到脸。人头用白布盖着，等着医生们大驾光临。刚进这房间，你只看见头的顶部，头发刮到了头发根。你可以看到一排老头儿，斜躺在理发馆的椅子上，脸上敷着热毛巾。只是在你走近那一排头的时候，情况开始变得瘆人。现在，你看到了切茬，切茬没有被盖住。切茬血迹斑斑，参差不齐。我在想某种切得整整齐齐的东西，如火腿的切边。我看了看那些头，然后看了看那些紫色的桌布。心里一阵恐惧，一阵宁静，一阵恐惧。

它们很短，我是说这些切茬。如果把头从身体上切下来是我的活儿，我会连脖子切下来，并把切口盖住。这些头却好像是紧着下巴就切了下来，好像尸体本来穿着高领毛衣，砍头的不想把毛衣弄坏。我发现我在寻思这是谁的手艺。

"特蕾莎？"她正在把解剖指南分发到每张桌子上，一边工作一边静静地哼唱。

"嗯？"

"谁砍的这些头啊？"

特蕾莎回答说，头是在大厅对面那房间里锯下来的，使锯的是一个叫伊芙妮的女人。我情不自禁地出了声，伊芙妮工作的这个特点，会不会让她不安呢？特蕾莎也有这个问题。正是特蕾莎把那些头拿进来，并且把它们摆放好，免得滚到地上。我为此问她。

"我怎么办呢，我是把它们视为蜡像。"

特蕾莎在实行一种古老的应对方法：物件化。对那些必须时时处理人类尸体的人而言，比较容易（准确地说，是我假设那比较容易）把它们看作物件，而不看作人。对大多数医生而言，物件化是他们在医学院的第一年就掌握了的，是在"整体解剖室"里掌握的；"整体解剖室"被含含糊糊地称作"整体室"，有点只可意会的意思。为了帮助学生不要把人体看成某个人，学校希望学生深操其刀，把内脏挖出来。解剖室的工作人员常常用纱布把尸体包起来，鼓励学生一边切割，一边把纱布打开，一部分一部分地进行。

跟尸体打交道的麻烦，是它们看上去太像人了。我们大多数人更愿意吃猪肉片，而不乐意从整只的烤乳猪身上割肉，道理也是如此。我们说"猪肉"和"牛肉"，而不说"猪"和"牛"，道理也是如此。解剖和外科教学，跟吃肉似的，需要着意地具有想象力和否定态度。外科医生和学解剖学的学生必须学会不要把整个尸体和曾经活着的那些人联系起来。"在故意切割另一个人的身体之时。"史学家儒斯·理查森在《死亡、解剖与穷人》(*Death Dissection and the Destitute*)中写道，"解剖需要解剖学家有效地终止或者压抑许多一般的身体反应和感情反应。"

头——或者说得更直接，脸——是特别令人不安的。我在加利福尼亚大学旧金山分校的医学院解剖室里很快度过了一下午，在那儿，头和手常常一直包着，直到课程进行到头和手的解剖之时才打开。"这样做，气氛就不那么紧张。"一个学生在稍后告诉我说，"因为那些部分让你看到了一个人。"

医生们开始聚在解剖室外的走廊里，一边填写文件，一边高谈阔论。我出去看他们，或许是为了不看那些头，我也说不清是为了什么。没有人特别理睬我，一个黑发的小女人是例外。她走开一点，盯着我。她那眼神不像是要和我交朋友。我决定把她视为蜡像。我和医生们交谈，他们大多数人似乎认为我是这里的工作人员。一个满胸脯都是白胸毛的男士，穿着鸡心领的手术服，对我说："你是给它们注水的吗？"得克萨斯口音把他的音节都黏在一块儿了。"把它们涨起来了吗？今天的许多头已经在这儿待了几天了，就跟冰箱里的冻肉似的，开始发干了。注盐水。"他解释说，

"是为了保鲜。"

目光灼灼的蜡像女人非常唐突地站在我身边，想要知道我是何许人。我解释说，主持这场研讨会的那位医生，请我来观摩。如今我讲起这一段，这里的说法就不完全忠实了。如果要我完全照实情讲，那就得用诸如"蒙骗""恳求"和"试图行贿"这样的词儿了。

"新闻部知道你在这里吗？如果你不通过新闻部把事情捋顺，那你必须离开。"她大步跨进她的办公室，拨打电话，一边说话还一边盯着我，就跟糟烂动作片里的保安似的，生怕谁从背后给她一闷棍。

研讨会的一位组织者来给我解围。"伊芙妮刁难你了吧？"

伊芙妮！报应啊，竟然是那个砍尸头的主儿。到头来事儿清楚了，她也是解剖室的主管。事情出了差错，例如一个写书的家伙在这里晕菜了，或者反胃了，然后回家写书，把解剖室主管称作砍头的，那就拿她问罪。伊芙妮现在把电话放下了。她走过来简述了一番她的担心。研讨会的那位组织者让她放心好了。我跟她没话了，可我在心里还继续嘟囔：你个砍头的！你个砍头的！你个砍头的！

与此同时，我错过了尸体们脸上的白布被撤去的那一刻。医生们已经在工作了，伏在他们的标本上，近得可以接吻，一边还瞥几眼架在每个工作台上方的录像监视仪。屏幕上是一位看不见全貌的解说员的手，在他自己分得的那颗头上演示程序。拍摄的距离是极近的大特写，要是不预先知道，你可能说不上来那是什么种类的肉。那倒也可能是电视上讲剥鸡皮的节目。

研讨会开始，是回顾面部解剖结构。"从侧面向中间，把皮下层提起来。"解说员拿腔拿调。医生们很听话，把手术刀插进那些脸。脸上的肉并不抵抗，也不流血。

"把眉毛部孤立为一个皮岛。"解说员慢吞吞地说，语气单调。我相信这种腔调用意是为了在要孤立皮岛之前，听起来既不兴奋和高兴，也不过分沮丧。最终使他的声音在化学上有镇静效果。在我看来，这用意颇为不错。

我在几排人头前徘徊。那些头看上去像万圣节的橡胶面具，它们也像人头，但我的大脑以前不曾想到人头竟然放在桌子上，放在烤盘里，或者放在并非人体顶部的其他什么地方，因此，我想我的大脑就以一种比较安慰人心的方式来解释这番景象。这里是橡胶面具厂。瞧这些可爱的男女，他们正在制造面具呢。我以前有一个万圣节面具，是一个没牙的老头儿，嘴唇陷在牙龈上。这里就有几个人头，正像我的那个面具。还有《巴黎圣母院》里的驼背怪人，鼻子像球拍，下齿暴露，还有一位像大富翁罗斯·佩罗（Ross Perot）。

医生似乎不觉得反胃或者反感，尽管特蕾莎后来告诉我其中有个人不得不离开房间。"他们讨厌那个。"她说。"那个"意思是在人头上做练习。我感觉他们仅仅是对任务有轻微的不舒服感。在我停在桌边观察的时候，他们转向我，表情似乎是厌恶而尴尬。如果你习惯于不敲门就进厕所，你就见过那种表情。那种表情是说，滚开。

尽管医生们显然并不以切割死人头为乐，但他们显然珍惜这个在某个人的头上做练习和探索的机会。那个人不会醒来后很快在什么时候就去照镜子。"在手术过程中，你总是看到某种组织，你拿不准那是什么，你不敢把它切掉。"一个医生说，"我来此带着4个问题。"如果他今天离开之际有了答案，他交的500美元学费就值了。这位医生把他的头拿起来，然后重新把它安顿好，调整它的位置，就好像一个女裁缝稍停片刻，重新拿好她正在做活儿的那方布。他特地告诉我，这些头不是被恶意割掉的。把头割下来，别人才能利用尸体的其他部分：胳膊、腿等。所捐献的尸体都会好好利用。在进行面部整容之前，今天的这些头在星期一已经做了隆鼻术。

隆鼻术，我就不细谈了。即将离世的美国南方人，为了促进科研，好心好意地把遗体献出来，却落得个为隆鼻术当练习对象。心地善良的美国南方人，临死了也好心好意的南方人，对这事毫不知情，这好吗？这种欺骗不构成犯罪吗？我后来和阿特·达利（Art Dalley）谈到了这些。达利是坐落在纳什维尔的范德比尔特大学的医学解剖项目主任，也是解剖学遗体捐献室的专家。"我认为，为数惊人的捐献者其实不在乎他们会有什么遭遇。"达利告诉我，"在他们看来，捐献遗体仅仅是一种处理遗体的现实方法，一个碰巧带着利他主义光环的现实方法。"

与用尸体练习冠状动脉搭桥术相比，用尸体来做隆鼻术练习很难说是有道理的。但是，无论怎么说，整容手术是存在的；对那些接受这手术的人而言，它很重要；做这手术的医生，要做就要做得好。遗体捐献的表格上或许应该有一个栏目，让捐献者选择或者不选择：是否同意用于整容目的。①

---

① 我支持器官与组织（骨骼、软骨、皮肤）捐献，但我惊讶地得知所捐的皮肤有些不曾（比方说）为烧伤病人植皮，而是给处理了一番，派了美容的用处，用于把皱纹撑平，用于把阴茎增大。尽管我不会由此而持有什么先入之见，但我坚持我的信念：决不可以把捐献的皮肤弄在别人的内裤里。

我在13号台旁边坐下。一位名叫玛丽勒娜·马里纳尼的加拿大医生在这个台上做手术。玛丽勒娜，黑发，大眼，高颧骨。她的头（台面上的那个）精瘦，大骨架子和她相似。两个女人的生活有缘如此相逢，这方式有些怪异。那颗头不需要整容，玛丽勒娜通常也不做整容手术。她主要练习重建性的整容手术。她以前只做过两例整容手术，她想打磨一下她的手艺，然后为她的一个朋友做这个手术。她戴着面罩，盖着鼻子和嘴，这有点叫人吃惊，因为面对一颗已经割下来的脑袋不必害怕受到感染。我问她戴面罩是不是更多的为自我保护，某种心理上的防护。玛丽勒娜回答说，对付人头，她没有问题。"就我而言，手叫人受不了。"她抬起眼来。"因为你抓着这么一个孤零零的手，它也反过来抓你的手。"尸体偶尔会搞出一点带人性的事情来，让医生猝不及防。我曾经和一位学解剖的学生谈过，她说，有一次在解剖室里，她发现尸体的胳膊搂住了她的腰。在这种情形下，要保持临床上的超然态度，就不大容易了。

我看到玛丽勒娜小心翼翼地探索那女人暴露出来的组织。她做的事情，基本上是了解她的基本构造：了解（以亲手触摸的细致方式）这个是什么，那个是什么。在由皮肤、脂肪、肌肉和筋膜构成的人类面颊的那种复杂层次里面，桩桩件件的东西都在哪儿。早先的整容手术，仅仅是把脸皮提上来，缝到固定的地方，而现代的整容要拉起4种不同的解剖层面。这意味着全部这些层面都必须得到确认，在手术上得把它们搞得泾渭分明，各自重新定位，然后缝合到位——整个过程还要当心不要伤到至关重要的面部神经。随着越来越多的整容手术是用内窥镜做的——通过使用微小的器具，进行一系列无微不至的切割——那么对解剖学有独到的了解，就更加重要了。"使用比较老的技术，医生把什么东西都剥下来，什么东西都摆在他们眼前。"冉恩·韦德是马里兰大学医学院的解剖学服务部主任。他说："如今你带着摄影机进去做手术，你居高俯视某种东西；要想总是知道你看到的是哪一部分，不那么容易了。"

玛丽勒娜的器具在一团蛋黄色的亮晶晶的东西周围刺挠。在整容医生的圈子里，大家知道那团东西是所谓的"颊脂垫"。"颊"的意思是颧骨那部位。在年轻人那里，颊脂垫高高坐落在颧骨上，就是你奶奶喜欢捏的那个部位。积年累岁，重力把脂肪从它的老家哄骗了下来，它就开始往下滑，堆积在它到达的第一个解剖学路障那里：鼻唇沟（从中年人鼻子两侧滑向嘴角的那两道括号似的解剖学纹路）。结果就是面颊开始骨感，显得陷下去了，而突起的脂肪括号加强了鼻唇沟。在整容手术过程中，医生让颊脂垫从哪儿来，还回哪儿去。

"这可太棒了哈。"玛丽勒娜说，"漂亮啊。跟真事儿似的，但不流血。你真能看到你正在干的事儿。"

有机会在尸体标本上尝试新技术和新设备，尽管各科医生从中受益，但用于外科手术的新鲜尸体很难源源不断。冉恩·韦德在巴尔的摩市他的办公室里，在我给他打电话的时候，他为我解释了大多数遗体捐献项目机构的路数：每当有尸体来了，解剖室有第一优先权。即便有富余的时候，要把尸体从医学院的解剖系运到医生所在的医院，医院也或许没有什么基础设施——医院里没有地方弄一个手术练习室。在玛丽勒娜的医院，一般只在有需要截肢的时候，外科医生才能得到胳膊腿。鉴于没有在医院里截脑袋的，像今天这种机会，在研讨会之外其实就不存在了。

韦德已经开始致力于改变这个体制。他有这么一个见解——

很难不同意他 —— 真正的手术是医生练习新技巧的最糟糕的地方。因此，他把巴尔的摩一些医院的头儿 —— 对不起，我说的是院长们 —— 召集起来，搞出了一个体系。"每当有一伙儿医生想聚在一块儿，比方说，要尝试内窥镜新技术，那就给我打电话，由我来操办。"韦德为使用这个解剖室收取象征性的费用，外加每一具尸体收一笔小钱。韦德弄来的2/3的尸体，如今都被用来做手术练习。

我惊讶地了解到，连住院医生一般也没有机会在所捐的尸体上做手术练习。学生照老路子来学习手术：观摩有经验的医生做手术。在附属医学院的教学医院里，一般有一些实习生观摩病人做手术。在看了几次手术之后，实习生就得到邀请，趋前一步 —— 尝试自己的手艺，首先是简单的操作，如缝合和回缩，然后逐渐尝试比较复杂的步骤。"那基本上是边干边学吧。"韦德说，"是一种学徒工。"

自从手术的早期岁月，事情一直是这样。这门手艺的教学活动大致上是在手术室里开展的。然而，仅仅是在20世纪里，病人通常才能从这种手术中受益。19世纪的手术教室起了"剧场"这个雅号，那与其说是为了救病人的命，不如说是为了进行医学教学。但凡可能，你得不惜任何代价离他们远远的。

一件事就够你受的，你接受手术，没有麻醉。（第一次使用麻醉的手术到1846年才有。）18世纪晚期和19世纪早期的手术病人，能够感受到每一刀、每一针、每一次用手指头翻腾的感觉。他们常常给蒙了眼罩 —— 病人或许自愿戴眼罩，与行刑队戴面罩不无相似 —— 而且无一例外地绑在手术台上，防止他们扭动翻滚，或者说，很可能是为了防止他们跳下台子，一溜烟逃到大街上。（或许因为有观众在场观摩，手术病人基本上穿戴整齐。）

早期的外科医生，没念过好多书，不是庄稼汉的大救星，不像如今这样。手术是个新领域，有待学习的东西多着呢，几乎一直是胡乱折腾。好几个世纪以来，外科医生和理发师傅是同行，干的活儿不外乎是截肢和拔牙，而内科医生用药剂和各种混合物治疗其他的一切疾病。（有意思的是，直肠病学为把手术确立为一个受尊敬的医学分支铺平了道路。1687年，法国国王借助于手术祛除了一直痛苦不堪的肛瘘之疾，他显然为此感念，也说了不少好话。）

　　在19世纪的教学医院里谋个职位，得靠亲戚，不靠技术。1828年12月20日那期《柳叶刀》刊载了最早那些胡作非为的手术案例中的一桩的摘要，集中讲述一个名叫布兰斯比·库珀（Bransby Cooper）的人的不称职，他是大名鼎鼎的解剖学家阿斯特里·库珀（Astley Cooper）爵士的侄儿。当着200来位同事、学生和旁观者的面，少不更事的库珀无可怀疑地证明：他跻身于这个手术"剧场"归因于他叔叔，而与他的天分毫无关系。手术是简单地移除膀胱结石（切石术），地点在伦敦的盖伊医院。病人斯蒂芬·帕拉德（Stephen Pollard），是个壮实的工人。尽管切石术通常是几分钟即可完成的事儿，帕拉德却在台子上遭罪一小时，膝盖绑得凑近脖子，双手绑在脚上，与此同时这位六神无主的郎中徒劳地试图搞清楚石头在哪儿。"还用到了有槽导子，然后是勺子，以及好几把手术钳。"一位目击者这么回忆。另一个人说："可怕的挤压，挤压会阴部的手术钳。"用尽一系列的工具不能把石头弄出来之后，库珀"用了他的手指头，用力蛮大……"到了这个地步，帕拉德的忍耐力耗尽了。"啊！算了吧！"有人引用他的原话。"求你让它待在里头吧！"库珀不肯罢手，咒骂这汉子的会阴那么深（其实，尸检表明那是一个比例相当正常的会阴）。在用他的手指头掏挖了令人尴尬的好长一段时间之后，他才从座位上站起来，"和其他先生们比量手指头，看他们谁的手指头更长。"到末了，他回到了他的工具箱，用几把手术钳，征服了那块负隅顽抗的石头——比较小的一块石头，"不比一粒普通的豌豆大"——把它举过头顶炫耀，好像得了奥斯卡奖。浑身颤抖、精疲力竭的斯蒂芬·帕拉德被用轮椅推到一张床上，结果他由于感染而死在这张床上，老天爷才知道他在29个小时里遭了什么罪。

某个笨手笨脚的纨绔子弟，穿着马甲，打着蝴蝶结，用手在你的尿道里摸索，陷到了手腕子，这就够糟糕的了，雪上加霜的是你还有一群观众——不仅是从医学院来的呆瓜，根据1829年的《柳叶刀》描绘的盖伊医院里的另一次切石术来判断，半个城市的"外科医生和外科医生的朋友们，……法国的游客和看热闹的，塞满了台子周围的空间。走廊和高层座位上很快就尖叫成一片——'前头的把帽子摘了。''把头低下。'来自剧场各个角落的叫嚷甚嚣尘上"。①

---

① 就人类对疼痛的忍受力而言，几个世纪以前的人显然大不相同。越是向往昔回溯，人似乎就越能忍痛。在中世纪的英格兰，甚至不必把病人绑起来，他们顺从地坐在医生椅子脚边的一方垫子上，把生病的部分呈给医生治疗。在《中世纪的外科》中有一幅插图，我们看到一个戴着帽子的男子，将要接受很麻烦的面部瘘管治疗。这位病人显得很平静，几乎是心甘情愿，把有病的脸凑给医生。与此同时，说明文字说，"医生让病人移开目光……瘘管的底将用一根穿过铁管或铜管的烧红的铁棒烧焦。"文字作者补充说，"在这幅特别的画里，医生好像是一个左撇子"，这话好像是为了分散刚读过这段文字的读者心里的恐惧，这是一种权宜的技巧，与要求一个人"移开目光"以接受一根烧红的铁棒凑近他的脸的时候一样非常有效。

早期医学教学的这种夜总会气氛，始于几个世纪之前声名远播的意大利帕多瓦和博洛尼亚医学院的无座解剖大厅里。按照奥马利（C.D.O'Malley）写的意大利文艺复兴时期的解剖学家安德烈亚斯·维萨里（Andreas Vesalius）的传记，在维萨里的一次拥挤的解剖课上，一位热心的看客，为了看得清楚，俯身过分了，从他的椅子上跌到了下面的解剖台上。"因为他失手掉了下去……这位不幸的卡洛先生，看不成解剖了，伤得不轻。"在读了下次上课的公告之后，你拿得准，卡洛先生不曾在他来听课的那个地方寻求治疗。

只有那些穷得付不起私人手术的人，才到教学医院来看病，向来如此。为了换取一次可能把他们治好也同样会杀了他们的手术——移除膀胱结石手术的死亡率是50%——穷人基本上是把自己献出去当活体练习材料。不仅医生没有技巧，而且许多手术是作为纯实验来做的——没有人指望医生能帮忙。历史学家儒斯·理查森（Ruth Richardson）在《死亡、解剖与穷人》（Death, Dissection and the Destitute）中写道，"病人得到的好处，在实验中常常是碰运气的事儿。"

随着麻醉术的问世，在年轻的实习生尝试新手术的时候，病人起码无知无觉。但是，病人通常不允许实习生主刀。在以前的好日子里，不需要许可书，没有人不讲情面地打官司，病人没意识到自己在教学医院接受手术会身陷什么境地，而医生就利用这个事实占便宜。等到有个病人就范了，医生或许会请一个学生来练习阑尾切除术。病人并没有阑尾炎，谁管那个。更普遍的违法行为之一，是不必要的骨盆检查。一个生手的医学博士的第一次宫颈刮片——一个特别令人焦虑和恐惧的话题——常常是在一个不知情的女手术病人的身上做的。（如今，开明的医学院雇佣"骨盆教员"即某种职业阴道，允许学生在她身上做练习，并且提供个人的反馈信息。在我的这本书里，这种人无论如何应该是圣人的候选者。）

白赚好处的医学手术比以往少得多了，这归功于公众越来越明白事儿了。"如今的病人什么都知道，世道大大改变了。"休·帕特森告诉我，此人在旧金山的加利福尼亚大学医学院管理尸体捐献项目，"即便在教学医院，病人也不准实习生做手术。他们要拿得准做手术的是主治医生。这把训练搞得非常难。"

帕特森希望看到三四年级的学生应该有专门的尸体解剖室——而非只在一年级才教解剖学，"跟一个大药丸子似的吃不消。"他和他的同事已经在外科附属专业的课程表上加上了集中性质的解剖课，类似于今天我观察的这次面部解剖学实验。他们也在医学院的太平间里举办系列课程，为三年级学生教急诊室操作程序。在为尸体做防腐并且送到解剖室之前，可以花一个下午做气管插管和插管术练习。（有些学校用麻醉了的狗做这种练习。）鉴于紧急情况和急诊室的某些程序上的难处，先在死人身上做练习是有道理的。在以往，做这种练习的方式不怎么规矩，是在刚死去的住院病人身上做的，没有经过同意——美国医学协会召开了几次闭门会议，偶尔讨论这种练习是不是合适。他们多半应该先征求许可吧：按照《新英格兰医学杂志》（*New England Journal of Medicine*）关于这个论题的说法，新死去儿童中73%的父母，在被询问之际，同意用他们孩子的尸体来做插管技术教学。

我问玛丽勒娜，她是否打算把自己的遗体捐献出来。我总假定互惠互利会鼓励医生捐献自己的遗体——回报他们在医学院做解剖所用尸体的主人们的慷慨大方。单说玛丽勒娜自己，她不想。她援引的理由，是缺少尊敬。听到她这么说，我吃惊。就我所知，那些头得到了敬意的对待。我不曾听到医生嘻嘻哈哈地开没有品位的玩笑。如果能够存在为一张脸"剥皮"的可敬方式，如果把一个人前额的皮肤剥下来然后再扯到他或她的眼睛以上是一种不乏敬意的做法，那么我就认为这些人能够把事情做好。那是一桩操作严格的事儿嘛。

　　玛丽勒娜反对的，原来却是两个医生为他们的尸体的头拍照。你为一个病人拍照，要发表在一份医学杂志上，她指出，你就把这个病人的特征泄露了。死者无法阻止把特征泄露出去，但那不意味着他们不想阻止。病理学和法医学杂志上的照片用黑条挡住尸体的眼睛，就是出于这个原因，这就像《魅力》（Glamour）杂志对"应该做和不应该做"的那几页上的女人做的那样。你必须设想人们不想在死后被拍照、被肢解，正如他们不想在冲澡或者在飞机上张着嘴睡觉时被拍照一样。

　　大多数医生不担心其他医生有缺乏尊敬的举动。跟我谈过话的大多数人担心（如果有什么值得担心的话）一年级的解剖室（我的下一站）里的学生缺乏敬意。

　　本次研讨会快结束了。录像监视器关了，医生们正在收拾卫生，然后就涌到外面的走廊里。玛丽勒娜重新用白布遮盖尸体的脸，半数医生都这么做。她有保持对死者敬意的意识。

　　我问她为什么那位死去的女人没有瞳孔，她没有回答，但过去合上了尸体的眼睛。在她把椅子推回桌子下的时候，她低头看了一下那颗人头，说："愿她在平静中休息吧。"我却听成了"愿她在瓶子中休息吧"。只有我才会听成这样。

第 2 章　解剖之罪

盗尸与其他肮脏的故事

自从德国作曲家帕黑尔贝尔（Pachelbel）的卡农被用在一种织物柔顺剂的广告中，时光荏苒有年岁了；这曲子再次响起，在我听起来却纯净、甜美而哀伤。选它当哀乐很合适，这曲子既经典又有效果。随着音乐响起，聚在一起的这些男男女女（在此时此地）都变得沉默而凝重。

值得注意的是，在鲜花和蜡烛之间，却缺少供人瞻仰遗体的棺材。这不合常情，但颇有道理，因为20来具尸体早被整整齐齐地切割成块——切为两半的骨盆和头，鼻腔里的那些秘密的曲曲折折，显得像是蚁穴里的隧道。这是在加利福尼亚大学旧金山分校医学院2004级的整体解剖室里为无名的尸体做的悼念活动。对今天到场的客人们而言，敞着口的棺材并不特别可怕，因为他们不仅见过那些被切割成一块一块的死者，而且动手切割的就是他们，其实这也是死者遭到肢解的原因。他们是解剖室的学生。

这不是什么走过场的仪式。活动是真心实意的，来的人都是自愿的，延续了将近3个钟头，13个学生表演了节目，其中有人翻唱了绿日乐队（Green Day's）的《你生命的时光》，有人读了一个没有特色的悲情故事，故事内容是英国图画作家毕翠克丝·波特（Beatrix Potter）讲一只垂死的獾。还有一首民谣，讲一个名叫雏菊的女人，转世投生为医学院的学生；这个学生在整体解剖遇到的尸体却是前世的她自己，也就是雏菊。一个女孩朗诵了一首颂诗，描绘如何解开尸体手上的纱布，却突然看到那尸体的指甲染成了粉红。"解剖图集里的图片不曾显示指甲油，"她写道，"那是你挑的颜色吗？……你想到我会看到吗？……你手内部是什么样子，我想告诉……我想让你知道，在我看病人的时候，也总会看到你。我触摸病人的肚子，想的却是你的器官。我听病人的心跳，我会记起我捧过你的心脏。"这是我听过的最感人的作品。别人的感触也一定是这样，屋子里没有一个泪腺是干涸的。

最近10年，医学院走出老路子，培养学生对整体解剖室尸体产生敬意。加利福尼亚大学医学院，是为捐献尸体举行悼念活动的众多医学院之一。有些医学院还邀请尸体的家人到场。在加利福尼亚大学医学院，整体解剖学的学生必须参加由前一年的学生主持的课前讨论会，老学生讲述与死者一起工作是什么情形以及他们的感受。尊敬与感念之意就传承了下去。从我听到的而言，出席一次这种讨论会，然后把香烟插在你的尸体的嘴里，或者用他的肠子跳绳，摸着良心而言，都是相当不容易的。

休·帕特森，是这所大学的解剖学教授和捐献尸体项目主任，请我在他们的整体解剖室度过一个下午。此时此地，我可以告诉你，学生们不曾为我的到来做过特别的排练，他们仅仅是按照程序进行。不需要我提示，学生们就表达了感激之意和一贯的庄重，表达了对尸体的关切之情，表达了他们不得不对尸体所做的事情的坏心情。"我记得我的一个团队伙伴就那么把他劈开，从里面掏些东西出来，"一个女孩告诉我，"我发现我拍着尸体的胳膊说，'没事儿，没事儿。'"我问一个名叫马修的学生，在课程结束之际，他想不想他的尸体。他回答说，"仅仅是他的一部分离开了"，那其实也是令人感伤的。（在课程中途，两条腿移除并火化了，以减少学生对化学防腐剂的接触。）

许多学生为他们的尸体起了名字。"不是像'牛肉干'这种名字，是真正的名字。"一个学生说。他把我引荐给一个名叫本的尸体。尽管这具尸体当时只剩下头、肺和胳膊，却仍然保有一种坚毅和端庄的神态。在一个学生移动本的胳膊的时候，胳膊是托起来的，不是抓起来的，然后轻轻放下，好像本仅仅是睡着了。马修甚至写信给捐助尸体办公室，要得到他的尸体的生平信息。"我想把它作为一个人来对待。"他告诉我。

我在的那个下午，没有人开玩笑，或者说，无论如何也不是拿尸体开玩笑。一个女子坦言她的小组曾经就他们那个尸体"极大的生殖器"说三道四。（她大概是不知道防腐液打进静脉，会扩展尸体的勃起组织，结果解剖室尸体的男性特征在死时比在生时更值得炫耀。）即便在这样的时候，议论也带着敬意，而非亵落。

一位以前的解剖学教师对我说："再也没有人把头装在水桶里提回家了。"

现代解剖室处处都对死者鞠躬如也，理解这种现象有助于理解解剖学史上一直极端缺乏这种尊敬的原因。很少有哪门科学像解剖学这样植根于耻辱、丑行和讥评。麻烦始于亚历山大大帝时代的埃及，大约公元前300年，国王托勒密一世开风气之先，批准剖开死者的那类医学研究，以便琢磨人体如何运作。此事部分地与埃及制作木乃伊的悠久历史有关。在制作木乃伊的过程中，尸体被剖开，脏器被移除，因此政府和百姓对此类事情并无芥蒂。此事还与托勒密业余对解剖感兴趣有关。这位国王不仅敕令鼓励医生解剖处死的罪犯，而且他是在解剖室里去世的，当时他穿着罩衣，手持刀子，和专业医生一起且割且探。

麻烦的名字叫希罗菲勒斯（Herophilus），人称"解剖学之父"，他是第一位切割人体的医生。尽管希罗菲勒斯的确是一位尽心尽力、不知疲倦的科学家，但他似乎走火入魔了。痴迷压倒了同情和良知，此公竟然切割活着的罪犯。按照他的指控者之一德尔图良（Tertullian）的说法，希罗菲勒斯活体解剖了600名囚犯。公正而言，没有什么目击证词或者莎草纸的日记存世至今，你会思忖莫不是同行是冤家这种怪病诽谤他。毕竟，没有谁把德尔图良称为"解剖学之父"。

用被处决的罪犯来做解剖，这个传统持续不断，一直持续到18世纪和19世纪的英国，当时为医学院的学生开办的私立解剖学校开始兴盛于英格兰和苏格兰的城市。尽管学校数目在增加，尸体数目大致不变，解剖学家就总是缺乏材料。回顾当年，没有人把遗体献给科学。信教的人们果真相信尸体会从坟墓中站起来，而解剖被认为和断了你的复活之路一样可恶：五脏六腑挂在外头，汤汤水水污损地毯，有谁会去为这种呆瓜打开天堂之门呢？从16世纪一直到1836年通过了《解剖学法案》，在英国为解剖学而合法取得的尸体都来自那些被处决的杀人犯。

由于这层缘由，在公众的心目中，解剖学家和刽子手被归为一类货色，甚至还不如刽子手呢，因为切割人体确实被视为比死刑还不堪。可不是嘛，与解剖学家的支持者和赞助人无关，任由罪犯的尸体给拿去解剖，主要是政府的意图。很多人只犯小过，却课以死刑；法律机构认为，为做重罪，在死刑之上再加上一层恐怖，来得必要。如果你偷了一头猪，你被吊死。如果你杀了一个人，你被吊死，然后大卸八块。（在乳臭未干的美国，可以用解剖来惩罚的罪犯包括决斗者，死刑显然不曾对那些同意以互相开枪来解决纷争的伙计们形成很大威慑。）

双重判刑不是个新点子，毋宁说那是在最近把这个老调子翻了新花样。在此之前，杀人犯可能被吊死，然后用马拖，一裂四块：马匹扯着他的胳膊腿，然后向东西南北哗啦一拽，结果就是"四块"，钉在桩子头上示众，作为一种色彩丰富的警示，告诉公民犯罪有多么不明智。解剖作为处罚凶犯的可选方式，在1752年的英国，被批准可以代替吊尸。吊尸——尽管这个词儿听上去像是兴高采烈的游戏场上的措辞，或者充其量，那听起来好像是鹰隼乌鸦之类的打扫卫生——其实却是一个令人毛骨悚然的动词。吊尸是把一具死尸在沥青里蘸过，然后把它搁在一个铁架子上，当着乡里乡亲们平淡无趣的目光，任其腐烂，任其被乌鸦啄得东一块西一块。当年要在宽敞地角溜达溜达，那想必是完全不同的一番光景。

为了解决为解剖而合法取得尸体的短缺问题，英国和早期美国的解剖学校的指导教师们，把自己折腾进了某种声名狼藉的角落。大家开始知道有一种家伙，你可以把你儿子截下来的腿卖给他们，能换个啤酒钱（说得准确一点，价钱是37.5美分；此事发生在1831年的纽约州罗彻斯特市）。但是，学生出学费，不光为学习胳膊腿的解剖结构。学校不得不搜寻囫囵尸体，否则就有失去生源的危险，学生会跑到巴黎的解剖学校就读。在巴黎，死在市立医院的穷人的尸体，无人认领，可作解剖之用。

极端举措出笼了。一个解剖学家把刚刚死去的家人搬到解剖室，用一个上午，然后把它丢在教堂墓地里，此事也并非不曾耳闻。17世纪的外科医生兼解剖学家威廉·哈维（William Harvey），以发现了人类的循环系统而名声大噪，在历史上也是一个由于全心全意为其使命服务而背负恶名的人，他竟然能够解剖他亲爹和亲姐妹。

哈维所为是因为他只有两条道可走：要么偷别家亲人的尸体，要么就放弃他的研究——后者他接受不了。生活在塔利班统治下的那些现代医学院的学生，面临相似的困境，也时不时地做了同样的选择。关于对人类遗体的尊重，根据对《古兰经》法典的一种严格解释，塔利班的神职人员禁止医学教师为教授解剖学而解剖尸体，禁止使用骨架——连非穆斯林的遗体也不可以（在其他伊斯兰国家这倒是可以）。2002年1月，《纽约时报》记者诺瑞米祖·奥尼什（Norimitsu Onishi）采访了坎大哈医学院的一个学生，这学生做了一个痛苦的抉择，把他心爱的奶奶的尸骨挖出来，与同学们一同研究。另一个学生把他以前邻居的遗体挖掘了出来。"是的，他是个好人。"这个学生告诉奥尼什，"当然，拿走了他的尸骨，我感到难过。……我认为，如果20个人能够由此受益，那就好。"

在英国解剖学校最兴盛的时期，这种合乎情理却又有感于痛苦的做法，很不常见。更普遍的做法是潜入墓地，把别家的亲人挖出来做研究。这种行为，即大家所知的盗尸。这是一种新罪行，与盗墓大不相同。盗墓牵扯偷窃埋在殷实人家的坟墓或者墓穴里的金银财宝和传家的玩意儿。被人逮住，身上却藏着尸体的袖扣，是一桩罪；被人逮住，却扛着尸体本身，不受罚。在解剖学校兴隆起来之前，关于挪用最近死去的人身，根本没有什么律条。干吗有这种律条？在那之前，偷尸这号事儿，简直没法理解，恋尸癖另当别论。①

有些解剖学教室利用大学生喜欢在深夜恶作剧的那种自古以来就有的癖好，怂恿他们劫掠墓园，为上课提供尸体。在苏格兰的一些学校，在18世纪，这种做法更正式：儒斯·理查森写道，可以用尸体交学费，现金就免了。

另外的教师亲自出马，把这桩不堪的活儿揽在自己身上。这些人不是走江湖的郎中，他们是可敬的专业医生。殖民地的医生托马斯·瑟韦尔（Thomas Sewell），成了3位美国总统的私人医生，创立了如今的乔治·华盛顿大学医学院，在1818年被判犯有为解剖目的而从事盗尸的罪行。被盗尸体是马萨诸塞州的一个年轻的伊普斯威奇人。

然后，有解剖学家出钱给别人，让他们去挖。到1828年，伦敦解剖学校对尸体的需求量太大，10名专职盗尸贼和200来名业余盗尸贼，在解剖"旺季"忙得不亦乐乎。（解剖课只在10月到次年5月开课，以免尸体散发的恶臭和炎炎盛夏尸体腐烂太快。）按照下议院在那年的证词，六七个人的一个盗尸团伙（常常是这个叫法），挖掘了312具尸体。算出来的报酬大约是一年1000美元——

---

① 在1965年以前，恋尸癖在美国的每个州都不是犯罪。现代家喻户晓的恋尸癖者，加利福尼亚州首府城市萨克拉曼多的停尸间员工凯伦·格林利（Karen Greenlee），在1979年带着一个年轻人的尸体出逃而被捕。她遭到罚款，是为非法驾驶灵车，而不为这件事本身，因为加利福尼亚州没有关于和死人发生性关系的法律条例。如今只有16个州通过了恋尸癖法律。各州的措辞反映各州的特点。沉默寡言的明尼苏达州说这种人"从肉体上了解尸体"，随心所欲的内华达州却说得很清楚："从事以舌舔女阴、以口吮阴茎，或者侵入人体的任何部分，或者某人操作物件或将物件插入别人身体的生殖器或者肛门，当侵犯者在人类死亡的身体上进行这些行为之时，即为重罪。"

大概是一般非技术劳动者收入的5~10倍——夏天还不干活儿。

　　这个活儿不道德，也确实恶劣，但是它多半不像听起来那么令人不快。解剖学家要的是新鲜的死尸，因此气味真不算回事儿。盗尸贼不必把整座坟墓都掘开，只把坟头掘开就成。一根铁撬伸到棺材盖下，朝上一扳，再把盖子向上撬一英尺（1英尺=0.304 8米）左右。把绳子套在脖子上，或者勒在腋下，一具尸体顺顺利利地就给拖了出来。泥土呢，本来就堆在一方油布上，再掀回去。整个事儿，花费不足一小时。

　　许多盗尸贼本来的职务是掘墓人，或者是解剖室的助手。助手在这里和盗尸团伙及其所作所为有了接触。重赏之下必有勇夫，况且花费工夫也不大，他们就扛起了铲子和麻袋，把合法职务辞了。关于我们在此讨论的那些人，有几则日记——是从匿名的《盗尸贼日记》（*Diary of a Resurrectionist*）上抄来的——透露了些许隐情：

　　　　星期二，3日（1811年11月）。出去踩点，从巴瑟娄把沙维尔弄来了。巴特勒和我大醉而归。

　　　　星期二，10日。一天醉酒：入夜外出，在斑山娄得了5具，杰克差点给活埋了。

　　　　星期五，27日。到哈帕斯，得1具大的，搬到杰克家里。杰克、比尔和汤姆没跟我们一起去，都醉了。

　　我们不禁相信，日记作者不曾对尸体指名道姓，是为掩盖他对这种勾当有些不自在。他没有花费笔墨写尸体的模样，或者挖苦他们倒霉的命运。除了身材和性别，他没有胆子提到死者任何事情，仅仅偶尔给那些尸体一个名词。（最经常的是"东西"，如"糟糕的东西"，意思是"腐败的尸体"。）但是，最可能的，是那个人不很情愿地坐下来，写了三言两语。后来的日记表明，他甚至不愿意写出"犬齿"这两个字，却仅仅写了"尖"。（在"东西糟糕"的时候，"尖"和其他牙齿被拔下来，卖给牙医，用来造假牙，免得白干一场毫无赚头。）①

　　盗尸贼是些一般的恶棍，他们的动机，仅仅是贪钱。但是，解剖学家又是些什么东西呢？社会上的这些正直人物，教唆人做贼，半公开地毁损某人死去的奶奶，都是些什么人呢？伦敦最著名的外科医生兼解剖学家是阿斯特里·库珀爵士。在场面上，库珀谴责盗尸贼，但他不仅去找他们，给他们活儿干，还鼓励受雇于他的人去干这件事。真是令人不齿啊。

　　库珀直言不讳地为人类解剖辩护。"如果他不曾在死人身上操作，他就必定糟蹋活人"是他的名言。他的观点很被人采信，但医学院的困境却不易于对付，他们或许还有一点良心。库珀是这么一种人，对切割陌生人的家人一事，他不仅不曾稍示悔意，而且还对他以前的病人动刀子。他为之做过手术的那些人，他一直与他们的家庭医生保持联系，听到他们去世了，就责成他的盗尸贼去把他们挖出来，如此他就可以看看他的手艺维持得如何。他同事的病人，凡是患有令人感兴趣的疾病的，或者在解剖学上有怪

---

① 19世纪的人怎么允许把死人的牙齿放在他们自己的嘴里？21世纪的人也允许把尸体组织注射到他们的脸上以抹平皱纹。他们多半不知道，也多半不在乎。

异之处的，他就出钱买获他们的尸体。他这个人，对生物健康的激情，似乎转化为可怕的怪癖。休伯特·科尔（Hubert Cole）的《外科医生记事》（*Things of the Surgeon*）记叙盗尸之事，在这本书里，阿斯特里爵士据说把几个同事的名字写在碎骨头上，然后让实验室的狗吃下去，因此，在解剖那条狗的时候，骨头就被取出来了，刻在骨头上的同事的名字就暴露在光天化日之下。文字周围的骨头已经被狗的胃酸消化了。这些骨块给传了出来，当作颇具幽默感的礼物。科尔不曾提到同事们对这种别具一格的名片有什么反应。我斗胆做一个猜测：这些人费事玩味这个玩笑，还咋咋呼呼地展览这种东西，起码在阿斯特里爵士光临的时候展览。阿斯特里爵士这种人，你可不想把他的恶意带到坟墓里。正如他自己说的那样，"谁的尸体我都能搞到。"

和盗尸贼一样，解剖学家显然很善于把死人的遗体视为物件，起码在他们自己心里是这样想的。他们不仅把对未经同意而被挖出来的尸体进行解剖和解剖学研究认为理所当然，而且他们也觉得没有什么理由要把挖掘出来的死者视为值得尊重的实体来对待。尸体来到他们的门前，用儒斯·理查森（Ruth Richardson）的话说，他们并不恼怒于把尸体"装在箱子里，用锯末当衬垫，塞在麻袋里，像火腿那样滚来滚去"。他们对待尸体的方式，与对待寻常商品别无二致，时不时地那些箱子会混在其他货物中。詹姆斯·莫尔斯·鲍尔（James Moores Ball），《打包的人》（*The Sack-'Em-Up Men*）的作者，讲到一个大惑不解的解剖学家的故事：一个柳条箱投递到他的解剖室，这人把箱子打开，指望里头是一具尸体，却发现了"一根上好的火腿、一大块奶酪、一篮子鸡蛋，外加一大团纱线"。你只能想象，期望收到上好的火腿、奶酪、鸡蛋或者一大团纱线的那个主儿，有多么惊讶并且特别的失望吧，他发现的是一个包装整齐但死去多时的英国人。

实际解剖活动，对死者不敬，也一样过分。操作过程的气氛，完全类似于街头杂耍或者屠宰场。托马斯·罗兰森（Thomas Rowlandson）和威廉·荷加斯（William Hogarth）关于18世纪和19世纪早期的解剖室的版画，显示尸体的肠子挂着，像游行的飘带，被风刮离了台面，头颅在沸腾的锅里载浮载沉，五脏六腑丢在地板上，狗正在吃。在背景上，大群的人傻呆呆地看。尽管画家显然把解剖实践演绎了一番，文字资料却表明绘画作品与实情相去不远。还有作曲家赫克特·柏辽兹（Hector Berlioz），1822年在他的《回忆录》（Memoirs）里写了一条，他为什么决定从事音乐而放弃学医，其理由一清二楚了：

> 罗伯特……带我第一次到解剖室。……一看到那个可怕的停尸间——残肢断臂，咧着嘴的人头，张着口的骷髅，脚下血迹斑斑的泥地，以及令人作呕的气味，成群的麻雀抢夺碎成小块的肺，老鼠在墙角嚼带血的脊椎骨——我被这样一种令人厌恶的感觉缠绕着，从解剖室的窗户跳出去，逃回家去，好像死神和他全部的鬼怪都粘在我的脚跟上。

我愿意用一根上好的火腿和一大团纱线打赌，那个时代没有哪个解剖学家为剩下来的尸体碎块举行悼念活动。残余的尸块埋起来了，不是出于尊敬，而是没有其他处理方法。埋也埋得马虎，总是在夜里，通常是埋在房后。

埋得太浅，总会有味儿，为了减少那种成问题的气味，解剖学家寻思出了一些别出心裁的解决办法来处理丢弃人肉的问题。一个流传久远的说法，是他们与伦敦的野生动物园的管理员狼狈为奸。另外的说法，是说他们养了一些秃鹫来干这个活儿；如果柏辽兹的话可信，当时的麻雀也很称职。理查森读到一个东西，提到解剖学家把人骨和脂肪煮成"类似于鲸脂的一种东西"，他们用这东西制造蜡烛和肥皂。这些产品是在解剖学家自己家里用呢，还是作为礼物送与他人，资料没说清楚；但是，在这些东西和胃酸蚀刻的名片之间，保险的说法是你在一个解剖学家的圣诞节送礼单上，不要看到你自己的名字。

事情就是这样。将近一个世纪，可以解剖的合法尸体短缺，这使得解剖学家成了公民个人的敌人。大体而言，穷人所失最多。过了些时候，制造家搞出了各种防盗尸的产品和服务，只有上层阶级出得起钱。名曰"保体笼"的铁笼子，可安置在坟墓上方的混凝土里，或者埋在地下，把棺材围起来。苏格兰的教堂在墓地建造"死人房"，是上了锁的建筑，把尸体放在里面任其腐烂，直到结构和器官分解到对解剖学家无用的地步。你可以买专利产品弹簧锁棺材，这是一种装了生铁护尸扣的棺材，有2层甚至3层厚。不出所料，解剖学家们在这些产品的最佳顾客之列。理查森说，阿斯特里·库珀爵士不仅选择3层的棺材，他还荒唐地将一个中式的盒子状东西安在了一个庞大笨重的石棺里。

爱丁堡的一个名叫罗伯特·诺克斯（Robert Knox）的解剖学

家，为解剖学惹出了致命的公关大祸：暗地里允许为医学而谋杀。1828年，诺克斯的一个助手前去应门，但见得院子里站着两个陌生人，他们脚下躺着一具尸体。这是当年为解剖学家做的一桩寻常的买卖，诺克斯就请这两个男子进了门。他或许为他们沏了一杯茶，谁知道呢。和阿斯特里一样，诺克斯出身于上流社会。尽管这两个人，威廉·博克（William Burke）和威廉·黑尔（William Hare）是陌生人，他也高兴地买下了那具尸体，并且听信他们的故事，说这尸体的亲人交给他们卖了——尽管这听起来不是那么回事，因为公众对解剖很反感。

原来，这具尸体是黑尔和他妻子开的一家寄宿馆的房客。寄宿馆位于爱丁堡的一个名叫皮匠巷的贫民窟。那个男人死在黑尔寄宿馆的床上，既然死了嘛，那就无法交他欠的几个晚上的房钱。黑尔可不是盏省油的灯，因此他灵机一动，想出了一个公平的解决方案：他和博克把这具尸体拖到一个解剖学家那里去。他们在外科医生广场那儿听说过这个解剖学家。他们把尸体卖给他，好心好意地给那个房客（死了）一个机会，可以偿还他那笔在活着的时候忘记交的房费。

博克和黑尔弄明白死尸价钱之后，他们就着手去搞一些归他们自己所有的尸体。几个星期之后，一个穷困潦倒的醉汉，躺在黑尔廉价房里生病发烧。琢磨着这个人无论如何是离死不远了，这两个人就决定快点弄死他。黑尔把一个枕头捂在那醉汉的脸上，博克用他那笨重的身体压在他身上。诺克斯什么也没问，怂恿他们过几天再来。他们也真来了，来了大约15次。这俩家伙可能太不懂行情，不明白通过挖掘坟墓也能得到同样数目的钱，或者也可能是懒得出那份力吧。

仅仅10年前，发生了一系列现代的博克与黑尔类型的谋杀案，发生在哥伦比亚的巴兰基利亚。案子围绕着一个名叫奥斯卡·拉斐尔·赫尔南德兹（Oscar Rafael Hernandez）的人，一个捡破烂的。1992年3月，他逃过了一次对他的谋杀企图，杀他是为了把他的尸体卖给当地医学院，在解剖室里当标本。和哥伦比亚大部分地区一样，巴兰基利亚这个城市也没有回收利用废物的措施，城里好几百赤贫的人，靠在垃圾堆里捡可以回收利用的东西过日子。遭到蔑视的这些人——连同妓女和街童这些被社会抛弃的人——被叫作"可有可无之人"。他们常常被右翼的"社会净化队"谋杀。故事是这么说的：自由大学的保安问过赫尔南德兹想不想到校园来收拾垃圾；等到他来了，就在他头上来了一闷棍。《洛杉矶时报》关于这个案子的一篇报道说，赫尔南德兹在一个盛着甲醛的大盆子里醒来，身边有30具尸体。这个纵然可疑但颇为出彩的细节，关于这案子的其他报道都省略了。无论如何，赫尔南德兹捡了条命，逃出来讲述了他的故事。

活动家胡安·帕布鲁·奥顿尼兹（Juan Pablo Ordonez）调查了这个案子，声称赫尔南德兹是至少14个为医学研究而遭谋杀的巴兰基利亚穷人之一——尽管存在一个有组织的尸体捐献项目。按照奥顿尼兹的报告，国家的警察已经从他们内部的"社会净化"活动中收集尸体了，然后以每具150美元的价钱卖给大学。大学的保卫部门风闻此事，决定采取行动。在调查开始的时候，大约50具来路不明的尸体和尸块发现于解剖学阶梯教室中。到目前为止，大学里和警察中没有一个人被捕。①

上文说的爱尔兰人威廉·博克，罪有应得，最终被绳之以法。25 000多人观看他被吊死。黑尔被判无罪，绞刑架周围的人群对此愤愤不平，高喊口号"博克黑尔！"——这意思是"憋死黑尔"。结果在当地的土话里，"博克"成了"憋死"的同义词。就把人憋死而言，黑尔和博克干得都不少；但是，黑尔不该死，博克该死，而在技术细节上也没有人追究。

在一场可爱而诗意的正义行动中，博克的尸体，按照当时的法律，被解剖了。因为课程与人类大脑有关，博克的体腔似乎不大可能被打开；但是，课程内容做了调整，在大脑解剖之后，也要解剖其他部分，以便娱乐观众吧。第二天，解剖室对公众开放，大约3万得到批准的人，抻着脖子蜂拥而至。解剖之后的这具尸体，按照法官的命令，被运到爱丁堡皇家外科医生学院，把他的骨骼制成骨架。这骨架存世至今，连同用博克胳膊上的皮制作的几个钱包中的一个。②

尽管诺克斯不曾由于他在这些谋杀案中扮演的角色而受指控，

---

① 在翻译的帮助下，我得到了一个名叫奥斯卡·拉斐尔·赫尔南德兹的人的电话号码，他住在巴兰基利亚。一个女人接了电话，说奥斯卡不在家。我的翻译坚持问她，奥斯卡是不是那个捡破烂的，他是不是险些被一伙儿恶棍杀了，他们想把他的尸体卖给医学院做解剖用。电话那头接着就是一阵怒不可遏的西班牙语，我的翻译归纳出来的意思是："不是我们找的那个奥斯卡·拉斐尔·赫尔南德兹。"
② 大学的秘书西娜·琼斯（Sheena Jones），跟我讲了这个钱包的一些事——她称之为"手册"，几乎使我相信那些女士们用的小包真是用博克的人皮制作的。她说，这东西是一个名叫乔治·切尼（George Chiene）的人捐献的。切尼已经去世了。琼斯夫人不知道制作这钱包的人是谁，不知道谁是这钱包的原主人，不知道切尼先生可曾把他的钱装在里面，但她说这东西看上去和其他棕色的皮钱包也没有什么不同，"你是知道它是用人皮造的。"

公众感觉他罪不可赦。尸体是新鲜的，头足砍掉、血从鼻子或耳朵汩汩而出——所有这一切都应该使心知肚明的诺克斯感到奇怪吧。这位解剖学家显然是不在乎。诺克斯还进一步污损了他的名声，他保存了博克和黑尔弄来的那些比较好看的尸体中的一具，那是妓女玛丽·帕特森（Mary Paterson），放在他解剖室的一个干干净净的大玻璃缸里，泡在酒精里。

一个平民委员会，调查诺克斯在案件中的角色，但不曾对这位医生提起正式的指控。第二天，一群人聚集一处，抬着诺克斯的模拟像。（这玩意儿不怎么像真人，因此他们觉得有必要在它的背后贴上一个好大的标签，以做说明："诺克斯，臭名昭著的黑尔的帮凶。"）他们抬着因陋就简的诺克斯像在大街上游行，一直走到真诺克斯的家门前。他们把这个东西吊在树上，然后把它砍成碎片——以其人之道还治其人之身。

到了这个时候，议会承认：解剖的问题是有点失控了，于是召集一个委员会，出谋划策，解决问题。讨论主要集中于另外设立尸体来源——显然，还是医院、监狱和因犯工厂那些无人认领的尸体——却有一些医生提出了一个有趣的问题可作争论的题目：人体解剖真的必要吗？解剖学不可以用模型、绘画和保存起来的标本来了解吗？

在历史上，在有些时代、有些地方，每当有了这个问题，"人体解剖必要吗？"答案就是清楚明白的：必要。如果你想琢磨出人体是怎么运作的，而不真的剖开一个看看，那是很难了解的，这里有几个例子。在古代中国，儒家学说认为解剖人体是亵渎，禁止此事。这为中医的奠基人提出了问题，这在下面这段引自《黄帝内经》的片段中显而易见。该书写于大约10世纪。黄帝很显然地在妄自布置：

> 心者，君主之官也，神明出焉。肺者，相传之官，治节出焉。肝者，将军之官，谋虑出焉。胆者，中正之官，决断出焉。膻中者，臣使之官，喜乐出焉。脾胃者，仓廪之官，五味出焉。大肠者，传道之官，变化出焉。小肠者，受盛之官，化物出焉。肾者，作强之官，伎巧出焉。三焦者，决渎之官，水道出焉。膀胱者，州者之官，津液藏焉，气化则能出矣。

政府对人体解剖不赞同，那对医学有什么影响，罗马帝国给了我们另一个很好的例子。盖伦（Galen），历史上最受尊崇的解剖学家之一，他写的东西几个世纪无人挑战，不曾一次解剖过尸体。在他身为角斗士的外科医生时，他常有并非琐屑的机会，通过划开的剑伤和狮子撕裂的口子，一窥人体内部。他也解剖了大量动物，最好的是猿类；他相信猿类在解剖学上与人类等同，他主张，特别是在猿类的脸是圆的时候，更是如此。文艺复兴时代伟大的解剖学家维萨里后来指出，单是在骨骼结构方面，猿类和人类之间就有200个不同之处。（作为一名比较解剖学家，盖伦无论有什么短处，都仍然以其匠心独运而受尊敬，在古罗马弄到猿类想必不容易。）盖伦得到了不少正确的东西，正如他也得到了不少错误的东西。他的素描画表明肝有五叶，心有三室。

说到人体解剖学，古希腊人也一样随心所欲。和盖伦一样，希波克拉底（Hippocrates）不曾解剖人类尸体——他说切割尸体"令人不快，即便不能说是残忍"。按照《早期人体解剖史》（*Early History of Human Anatomy*）的说法，希波克拉底把筋腱说成"神经"，认为人类大脑是分泌黏液的腺体。尽管我觉得这种说法令人吃惊，此人却是我们讨论的"医学之父"，对此我不怀疑。一个作者，名字出现在文章标题页上，接着是一串头衔，"医学博士，哲学博士，科学博士，英国皇家医学院院士，皇家医生学院讲师，美国妇产科医生大会会员"，你怀疑不得。谁知道呢，历史或许错误地把"医学之父"的美名送给了希波克拉底。

对人体解剖学贡献最大的那个人，比利时人安德烈亚斯·维萨里，是"自力更生"的热心支持者，是"把你那装模作样的文艺复兴的长袍子弄脏的"解剖学的热心支持者，不是一件偶然的事情。在文艺复兴时代的解剖学课堂上，尽管人体解剖是大家接受的事情，但是大多数教授自己却怵于动手，宁肯坐在高台上的椅子上上课，离那具死尸远远的，拿着一根木棍指点点，操刀的却是雇来的人。维萨里不同意这种做法，不觉得自己的想法可耻。在奥马利为他写的传记里，维萨里如此形容那些讲师："栖居在高背椅子上的乌鸦们，自命不凡得令人生厌，对他们不曾研究的东西聒噪不已，只会死记硬背别人书里的东西。因此，每件事都教错了，日子浪费在荒诞不经的问题上。"

维萨里是前无古人的解剖学家。他鼓励学生"在吃任何动物肉的时候，观察筋腱"。在比利时研究医学期间，他不仅解剖死刑犯的尸体，还亲身到绞刑架那里抢尸体。

维萨里出版了一系列细节翔实的解剖学版画和课本，名叫《人体的构造》(De Humani Corporis Fabrica),此乃有史以来最受尊崇的解剖学书。问题于是变成这样:在维萨里这样的人琢磨出了大量基本东西之后,每个研究解剖学的学生还有必要身体力行,再去翻腾一遍吗?为什么不可以用模型和保存好的解剖学样本来教解剖学?整体解剖室要另起炉灶吗?在诺克斯的年代,鉴于尸体来路不正,这样的问题特别切中肯綮,但是,今天仍然有必要讨论这样的问题。

我为此问过休·帕特森,了解到:实际上,在一些医学院里,整体尸体解剖正在取消。确实,我在加利福尼亚大学医学院参观过的那次整体解剖课是最后一次,学生将最后一次解剖整尸。从下学期开始,他们将研究解剖标本——做过防腐处理的人体切块,用来展示重要的解剖学特征和系统。在科罗拉多大学,"人体模拟中心"正在率先冲刺数字化解剖学教学。1993年,他们把一具尸体冰冻了,然后横着切片,一次切一毫米,切一次照一幅照片——总共1871幅照片——以便在屏幕上制造易于操作的三维人体和人体部分的演示。这是为学习解剖学和外科手术的学生制作的某种"飞行模拟器"。

解剖学教学领域中的这种变化,与尸体短缺没有关系,与公众对解剖的看法没有关系,只与时代有关系。尽管在最近的一个世纪里医学取得了无可估量的进步,但相同的学习时间必须涵盖全部的资料。完全可以说,如今用来学习解剖学的时间,比阿斯特里·库珀时代少得多了。

我问过帕特森整体解剖室里的学生,如果没有机会解剖一具尸体,他们感觉如何。尽管有些人会觉得受了骗——整体解剖尸体，这种经历是一个医生的成年礼——但许多人表示认可。"前些日子，"一个学生说，"动刀子剪子，我明白了我得到了从书上得不到的东西。但是，另外一些日子，很多时候，到这儿来花费两小时，我也觉得浪费了好多时间。"

但是，整体解剖室不仅仅和学习解剖学有关。它跟面对死亡有关。整体解剖常常为医学院的学生提供第一次面对尸体的机会；因此，人们一直认为这对一个医生的教育是一个重要而必要的环节。但是，学到的东西，在不久之前，不是敬意和敏感，而是相反的东西。传统的整体解剖室，关于面对死亡一事，提供的是某种"要么溺水要么游泳"式的心态。为了做到老师要求他们做的事情，医学学生必须千方百计把自己搞得没有感情。他们很快就学会了把尸体视为物件，把死者看成结构和组织，不是以前那个活人。幽默感——拿着尸体开玩笑——是允许的，是可以原谅的。"曾几何时，"范德比尔特大学的医学解剖项目主任阿特·达利（Art Dalley）说，"教师告诉学生不要那么敏感，以此作为应对死亡的办法。"

为了应对死亡，现代的教育者感觉有更好、更直接的办法，而不必递给学生一把手术刀，然后分一具尸体给他们。在加利福尼亚大学帕特森的解剖学课上，其他许多大学也是一样，取消了整体解剖，省下的一些时间，用于一个特别的单元，讲死亡和死亡过程。如果你让圈外人来教学生关于死的事情，那么一个住院病人或者一位心理指导师，确实能够比一个死人提供更多的东西。

如果这种趋势继续下去，我们将发现医学将有两个世纪之前想也想不到的事情：尸体过剩了。关于尸体解剖和尸体捐献，令人瞩目的是公众的看法发生了深刻而迅速的变化。我问阿特·达利，怎么解释这种变化。他列举了几个因素。20世纪60年代见证了第一次心脏移植，以及通过了《统一解剖学捐赠法案》，这两件事都强化了这么一个意识：器官移植与遗体捐献必须是自愿的。大约在同期，达利说，丧葬费显著增加。此后出版了《美国的死法》（*The American Way of Death*）的杰西卡·米特福德（Jessica Mitford）辛辣地揭发丧葬业的丑闻——以及火葬突然大受欢迎的原因。把遗体捐献给科学，开始被视为另外一种可以接受的方式——还是利他主义的呢——可以代替丧葬。

在这些因素之外，我愿意加上科学的普及。一般人对生物学的理解，我是这么想象的，发挥了作用，瓦解了与死亡和葬礼有关的浪漫幻想——来世的境界，那里有缎子一般的光辉，有赞美诗的音乐，遗体是某种天使一般安详的东西，干净整洁，几乎是人类，仅仅是像睡得太多了而已，睡在地下，穿戴整齐。19世纪的人似乎觉得葬礼是命运的极致，不像解剖那么令人毛骨悚然。但是，如我们会看到的那样，事情难得是那样的。

第 3 章 死后生活

人体腐烂与防腐

田纳西大学医学中心的后面，是一片可爱的小树林，在胡桃树的枝杈之间，松鼠在跳跃，鸟儿在啁啾。阳光下，人们仰卧在片片绿茵上，有时候躺在树荫下，那要看研究者把他们安置在哪儿。

诺克斯维尔山的这片赏心悦目的坡地，是一处田野研究基地；全世界绝无仅有，专门研究人体的腐烂。躺在太阳地里的那些人都是死尸。他们是捐献来的尸体，以其沉静和温馨的方式帮助推进法医科学的发展。你对死尸怎么腐烂知道得越多（尸体经历的一些生物学和化学变化阶段，每个阶段延续多长时间，环境对这些阶段的影响），你就越有根据琢磨出任何一具尸体是什么时候死的：换言之，它是在哪一天、大体在什么时间被谋杀的。警察颇为擅长估计刚被弃置的尸体大体的死亡时间。眼睛中的胶状物的钾水平，在死后24小时之内，有助于判断死亡时间，"尸冷"也是如此——尸体的冷却，除了极端气温之外，尸体每小时下降大约16.94摄氏度，直到与周围气温相同。（尸体僵硬更容易：死后几小时就开始，通常从头和脖子开始，然后继续，顺着身体下移，在死后10～48小时内消失。）

如果身体死亡超过3天，调查者就转向昆虫学线索（即苍蝇的幼虫有多大了？）以及腐烂阶段以求答案。腐烂很受环境和条件因素影响。近来天气如何？尸体埋在地里吗？埋在什么东西里？为了对这些因素的影响有较好的理解，田纳西大学的人类学研究所（这名称既温和又含糊）把尸体埋在浅坑里，封在混凝土里，放在车厢和人工湖里，包在塑料袋里。凶手对尸体会做的许多事情，田纳西大学的研究者也做过。

为了理解这些可变因素如何影响腐烂的时间，你必须非常熟悉对照情况：基本而纯粹的人体腐烂。那就是我来此的原因。那就是我想知道的事情。如果你让大自然自行其是，尸体到底会发生什么？

把我带进人体分解之地的向导，是一个耐心而和气的人，名叫阿帕德·法斯（Arpad Vass）。法斯研究人体分解科学有十来年了。他是田纳西大学的法医人类学助理研究教授，还是附近"橡树岭国家实验室"的资深科学家。阿帕德在国家实验室的项目之一，是研究一种确定死亡时间的方法，手段是分析受害者器官的组织样本，测量几十种因时而变的腐烂化学品的数量。腐烂化学品的这一侧面用来比对死后每一小时的组织变化情况。在测试的时间段里，阿帕德的方法用来判断12小时左右之内的死亡时间。

他用来建立各种化学品的分解时间长短的样本，来自腐烂基地的尸体。那里有18具尸体，一共大约700份样本。这个活儿不堪言表，特别是在分解的后期阶段，特别是某些器官。"为了找到肝脏，我们不得不给尸体翻个身。"阿帕德回忆说。他用一个探针从眼窝里取大脑组织。有意思的是，这些都不是阿帕德在工作时最叫人反胃的事。"去年夏季的一天，"他压低声音，"我吸进了一只苍蝇。我能感觉到它嗡嗡叫着滑进了我的嗓子眼儿。"

我问阿帕德，干这种工作是个什么情形。"你什么意思？"他反问我。"在我切肝的时候，那些幼虫全部一下子涌出来，汤汤水水从肠子里喷出来，我脑子里真真切切地在转悠什么念头，你想知道的是这个吗？"就算是吧，但我没吭声。他继续说："我其实不注意这些。我在意这个工作的价值，工作的价值胜过了这种恶心劲儿。"说到他的那些标本是属于人的，那也不叫他心烦，尽管他心烦过。他习惯于让尸体俯卧，这就不必看它们的脸。

今天上午，阿帕德和我坐在一辆货车上，开车的是可亲可爱的冉恩·瓦里（Ron Walli），橡树岭国家实验室媒体关系部的一个伙计。冉恩把车停在田纳西大学医学中心地盘尽头的一个停车场里的G区。炎炎盛夏，你总能在G区找到停车位，这不仅是因为这地方到医院还要步行好远。G区围着挺高的木栅栏，顶上缠着蛇腹式铁丝网。栅栏的另一边，就是那些死尸了。阿帕德下了车。"今天味儿还不坏。"他说。从他嘴里说出的"味儿还不坏"，听起来随意而愉快，就像两口子给花圃施肥回来，或者家里的染发剂出了毛病似的。

冉恩，在行程开始之际就喋喋不休，兴高采烈地指给我看地标，跟着收音机唱歌，眼下却跟判了刑似的。阿帕德把头探进车窗。"冉恩，你是打算进去呢，还是又要藏在车里？"冉恩出来了，闷闷不乐地跟着我们走。尽管他这是第四次进去，他说他永远也不会习惯。倒不是因为那是些死人——以前身为报纸记者，冉恩常常看到事故的受害者——那景象，那臭味，叫人受不了。"那味儿跟着你，"他说，"或者说，你就是那么想象的。在我第一次从那儿回来之后，我不得不洗手洗脸20遍。"

刚一进门，是两个老式金属信箱，安在桩子顶上，好像说这里的一些居民要让邮局相信那个老口号：死亡一如雨雪风霜，不可耽搁美国邮政的服务。阿帕德打开了一个信箱，从一个盒子里取出绿色的手术用橡皮手套，一副给他自己，另一副我。他知道不必给冉恩。

"咱们这就动身过去吧。"阿帕德说，指着大约20英尺（1英尺

= 0.304 8米）外的一个挺大的男子身影。从这个距离看，他可能是在打盹，尽管他胳膊摆放得不对劲儿，而且他一动不动，表明那是某种比打盹长久得多的东西。我们走向那个男子。冉恩待在门边，假装对一个工具棚的建筑细节感兴趣。

和田纳西的许多大肚子一样，这个死人不修边幅。他穿着灰色的汗裤，只有一个口袋的T恤衫。阿帕德解释说，有个研究生正在研究衣服对腐烂过程的影响。一般而言，尸体是裸着的。

穿着汗裤的这个尸体初来乍到。他是人体腐烂第一阶段的标本，"新鲜"阶段的标本。（"新鲜"，是新鲜鱼的那种"新鲜"，不是新鲜空气的那种"新鲜"。人刚死不久算是"新鲜"，但那不见得是你乐意把鼻子凑上去闻一下的某种东西。）新鲜阶段腐烂的标志，是一个名为"自溶"或者"自消化"的过程。人体细胞用酶分裂分子，把化合物分解为细胞能利用的东西。人活着，细胞控制着酶，阻止酶把细胞壁本身分解了。死后，酶就不受控制地运作，开始吃掉细胞结构，细胞液就泄出来。

"看到他手指头上的皮了吗？"阿帕德说。这死人的两个手指头，好像装在橡皮手套里似的，是会计和店员戴的那种手套。"从细胞里渗出的液体，积在各皮层之间，把各皮层剥离了。随着时间推移，你就看到皮肤脱落。"停尸间对此另有叫法。他们叫它是"皮肤滑脱"。有时候整只手的皮肤会掉下来。停尸间对此没有名称，但法医有。那叫"手套效果"。

"随着这个过程发展下去，你看到大面积的皮肤从尸体上剥离。"阿帕德说。他扯起那人T恤衫的下摆，看看有没有大面积的皮剥落。没有，还好。

其他的变化在进行。扭动的白米粒在这人的肚脐眼里挤作一团。肚脐眼成了白米粒的安乐窝。但是，米粒是不会动的。这不可能是米粒，这不是。这是最小时候的苍蝇。昆虫学家为最小时候的苍蝇起了个名字，但那是一个难听的名字，一种侮辱。让我们不要用"蛆"这个词，让我们用一个漂亮的词："幼虫"。

阿帕德解释说，苍蝇在尸体的开口处产卵：眼睛、嘴、伤口、生殖器。和那些老而大的幼虫不同，小幼虫吃不透皮肤。我犯了一个错误，问阿帕德，小幼虫喜欢吃什么。

阿帕德绕到这尸体的左脚。这只脚蓝莹莹的，皮肤是透明的。"看到皮肤下面吗？幼虫在那里吃皮下脂肪。它们喜欢吃脂肪。"我看到了。小幼虫不簇拥一处，动得很慢。紧挨在这人的皮肤表面之下，镶嵌着一些细短的白条纹，挺别致的啊。那看上去像昂贵的宣纸。可你在心里会想到这些东西。

让我们回来说说腐烂过程。从被酶破坏了的细胞流出来的液体，如今一路到了全身。这液体很快就与身体里的菌群汇合一处。这是导致腐烂的"地面部队"。在活着的人体里也有菌群，在肠道里，在肺里，在皮肤上——即与外界接触的任何地方。在我们这些单细胞的朋友们看来，日子太红火了。人类免疫系统停摆了，细菌已经在享受由此而来的好处；如今，突然之间，它们淹没在这一大堆可食的黏糊糊里，从肠壁破损的细胞里汩汩而出。吃的东西从天而降。正如好年景发生的事儿一样，菌群数暴增。有些细菌转移到尸体的边缘地区，通过流动的方式，漂浮在供给它们营养的同一种液体上。细菌很快就到处都是。这番光景为第二阶段创造了条件：膨胀。

细菌的生存围绕着食物。细菌没有嘴或者手指头，但它们吃东西。它们消化东西，它们还排泄。和我们一样，细菌把食物分解为更基本的化合物。我们胃里的酶把肉分解成蛋白质。我们内脏里的细菌把蛋白质分解为氨基酸，细菌接管我们停工的事情。我们死了，它们就不再靠我们吃的东西活命，而开始吃我们。正如它们在我们活着的时候做的那样，它们在这个过程中产生气体。肠道气体是细菌的新陈代谢过程中的一种废气。

不同之处，是活着的时候，我们排气。死人，没有能够运作的胃部肌肉和括约肌，没有不胜其烦的床伴，不排气，不能排气。因此，气体就积存起来，肚子就鼓起来。我问阿帕德为什么气体不会最终被压出去。他解释说，肠子有很多坍塌了，把肠道封住了，也可能有"某种东西"堵住了肠道的出口。他倒是承认，加上一点刺挠，一点臭气是会溜出来的；因此，从记录上看，可以说死人也放屁。死人不必放屁，但能够放屁。

阿帕德示意我跟他往小路上走。他知道在哪里找得到膨胀阶段的好例子。

冉恩仍然在工具棚那儿，装模作样地好像是要免费修理那个剪草机，决心躲避大门里面的景象和气味。我招呼他和我们同去。我觉得需要伴儿，需要某个不天天看到这种东西的人来陪伴。冉恩跟上来了，看着他的运动鞋。我们走过一具6英尺7英寸（1英寸＝2.54厘米）高的骷髅，穿着哈佛大学的汗衫汗裤。冉恩的眼睛还盯着他自己的鞋。我们走过一个女人，其硕大的乳房已经烂了，只留下皮肤，像扁平的酒囊挂在胸前。冉恩的眼睛还是盯着他自己的鞋。

膨胀在肚子那儿是最明显的。阿帕德说，肚子里的细菌为数最多，但膨胀也发生在其他细菌滋生热点，最明显的是嘴和生殖器。"在男子那里，阴茎，特别是阴囊，能够变得非常大。""像多大呢？"（别在乎我问这个。）"我不知道。反正是大。""垒球那么大？西瓜那么大？"

"好吧，垒球那么大。"阿帕德·法斯这个人的耐心是无限的，但我是打破砂锅问到底了。

阿帕德继续说。细菌产生的气体把嘴唇和舌头也鼓起来了。舌头胀得伸出了嘴外：敢情漫画里画的实有其事。眼睛不鼓起来，因为眼睛里的液体早泄漏了。眼珠子没了。

阿帕德停下来，往下看。"那就是膨胀。"在我们眼前，一个男人，躯干胀得好大。它的周长嘛，我更愿意把它和畜类联系起来。就腹股沟而言，很难说得清楚那儿发生着什么事儿：昆虫盖住了那个部分，好像他穿的某种裤衩。脸也同样盖住了。这里的幼虫比山坡下的那些大两个星期，个头也大得多。在山坡下，它们是米粒，在这里它们是煮好了的米饭。它们那德性也像米，挤在一块儿：湿乎乎的一整块儿。如果你把头低一下，低到离一具虫害肆虐的尸体一两英尺（我真的不建议你这么做），你就听得见它们在咀嚼。阿帕德把那种声音说得很具体："大米花。"冉恩以前喜欢吃大米花。

膨胀继续，直到某种东西撑不住了。那通常是肠子。时不时地也是躯干本身。阿帕德不曾见过，但他听到过，听到两次。"一种断裂、撕扯的声音"是他的说法。膨胀通常为时不长，或许一个星期就完了。最后阶段，腐烂和烂掉，持续时间最长。

腐烂指的是细菌把组织分解掉，并且逐渐使其液化。在膨胀阶段，腐烂就在进行中——因为把尸体膨胀起来的气体，就出自组织分解——但腐烂的效果还不明显。

阿帕德继续往树林的上面走。"这里的这个女人烂得更到家。"他说。他这说法可爱。死人，未经防腐处理的死人，基本上是要分解；它们坍塌、自身沉陷，最终化汤作水渗进地里。你还记得玛格丽特·汉米尔顿（Margaret Hamilton）在《绿野仙踪》（*The Wizard of Oz*）描绘的死亡景象吗？（"我正在溶化！"）腐烂多少是这种景象的一个放慢了的过程。这女人躺在她自造的泥里。她的躯干看来塌陷了，她的器官消失了——泄漏在她周围的地里。

消化器官和肺最先分解，因为它们是为数众多的菌群老家；为你干活儿的人越多，房子倒得越快。大脑是另外一个走得早的器官。"那是因为嘴里的细菌一路吃完上腭？"阿帕德解释说，也因为大脑软乎乎的容易吃。"大脑液化得很快。脑浆从耳朵里洒出来，带着气泡从嘴里涌出来。"

到了大约3个星期，阿帕德说，器官的残余仍然能认得出来。"在那之后，那就变得类似于一汪汤水。"因为他知道我会问什么，阿帕德补充说，"鸡汤。那汤是黄色的。"

冉恩背过脸去。"太棒了。"我们毁了冉恩的大米花，如今我们毁了鸡汤。

吃肌肉的不仅有细菌，还有食肉的甲虫。我不知道还有吃肉的甲虫，但你瞧好吧。有时候皮肤给吃掉了，有时候没吃掉。有时候，那要看天气了，皮肤干了，木乃伊似的，此后皮就太硬了，不合任何人的胃口。在我们出门的路上，阿帕德指给我们看一具骷髅，身上挂着干皮，脸朝下躺着。皮还在腿上，一直到脚踝那里。躯干也一样，盖着皮，盖到肩膀那儿。皮的边缘卷起来了，看上去好像勺形领口，就是舞蹈家紧身衣的那种领口。尽管裸身，他看起来好像穿着衣服。其颜色或许不如哈佛大学的汗衫那么多彩，那么暖和，但更适合于运动。

我们站了一会儿，看着这个人。

佛经里有"九不净观"。小和尚得了训导，盯着一具尸体，对墓室里尸体的腐烂过程沉思默想，"膨胀、变蓝、化脓"，然后是"被不同的虫子吃掉"，进而变成一具骷髅，"无血无肉，靠筋连缀在一块儿"。和尚一直沉思默想，直到他们脸上出现了平静的表情和微笑。我把此事讲给阿帕德和冉恩听，解释说，这个意思是要对肉身无常的本性保持平常心，是要克服厌恶和恐惧。

我们盯着这个人。阿帕德挥走苍蝇。

"那么，"冉恩说，"午饭？"

在门外，我们在马路牙子上擦鞋底擦了好一会儿。要让你的鞋子带上死亡的气息，你不必踩踏尸体。出于我们刚才见识过的原因，尸体周围的泥土浸透了人类腐烂的液体。通过分析土壤里的化学成分，像阿帕德这样的人说得出来尸体是不是从它腐烂的地方移到了别处。如果人体腐烂所产生的那种独一无二的挥发性脂肪酸和化合物不在那里，那么尸体就不是在此处分解的。

阿帕德的一个研究生珍妮芙·拉弗（Jennifer Love），一直研究气味扫描技术，为的是估算死亡时间。以食品和酿造工业所用的一种技术为基础，这种设备（如今得到了联邦调查局的资助），将是一种便携式电子鼻：在尸体上扫几个来回，用来确定处于不同腐烂阶段的尸体的那种独一无二的气味标志。

我告诉他们，福特汽车公司搞出了一种电子鼻，在设计上是为了确定可以接受的"新车味儿"。买车的人希望新车有一种特别的味儿：皮味儿，新味儿，但不要乙烯味儿。电子鼻确保新车的味儿符合标准。阿帕德评论说，新车味儿电子鼻多半用了一种相似的技术，即用来闻尸体的电子鼻的技术。

"别把它们混为一谈。"冉恩板着脸。他在想象一对小两口，考驾照回来，女子转朝她丈夫说："你知道，那辆车，那味儿像死人。"

腐烂的人体是个什么味儿，言辞难以形容。那味儿浓烈、发腻，还有香味，但不是花的那种香。那是介于烂水果和烂肉之间的某种味儿。我每天走路回家，都经过一个恶臭的小加工店，那种混合气味儿几乎是死尸的味儿，像得叫我情不自禁地想在木瓜筐子后面看到一只胳膊或者一只赤脚。为满足人的好奇心，我除了建议他们到我邻居家去闻闻之外，我也建议他们到一家化学品供应公司，你可以在那里订到许多这种挥发物中的合成品。阿帕德的实验室有几排贴着标签的玻璃瓶：粪臭素、吲哚、腐胺、尸胺。每当我在他办公室里把腐胺瓶子打开，他就开始希望我滚开。即便你不曾流连于一具腐败尸体的周围，你也闻过腐胺。臭鱼放出腐胺；我是从一份引人注目的《食品科学杂志》(*Journal of Food Science*)上了解到这个事实的，那篇文章的题目是《黑飞鱼肉在冷冻期间的死后变化》。(*Post-Mortem Changes in Black Skipjack Muscle During Storage in Ice*)这符合阿帕德告诉我的某种事情。他说，他知道一家公司制造腐胺探测器（取代棉签取样和细菌培养），医生用它诊断阴道炎。我设想这是飞鱼罐头厂里的某种工作。

合成腐胺和尸胺，市场很小，但物有专用。训练"人类遗体追踪犬"的人把这种化合物用于训练警犬。人类遗体追踪犬与搜捕逃犯的警犬不一样，前者搜寻的是整尸。它们得到了训练，在侦查到腐败的人类组织的特殊气味的时候，就报告主人。它们能确定一具躺在湖底的尸体的位置，仅仅通过嗅一下水面以得到从腐烂遗体漂上来的气味和脂肪。即便在凶犯把尸体拖走14个月之后，它们也能侦查到腐败尸体的那些滞留不去的分子。[1]

我听到此事，很难相信。我如今是相信了。我靴子的底，尽管用次氯酸钠洗过、泡过，在我参观的几个月之后，仍然有尸味儿。

冉恩开车，带着我们和我们那一片臭云彩，到了河边的一家饭店吃午饭。女主人年轻，红扑扑的脸，模样干净。

她丰满的胳膊和紧绷的皮肤令人艳羡。我猜她身上发出的是爽身粉和洗头液的气味，是活人的那种淡雅和芬芳。我们站得离女主人和其他客人远一点，好像我们带着一只脾气很坏、反复无常的狗。阿帕德向女主人做了个手势，告诉她我们有3个人。如果算上气味，那就是4位。

"你们是要坐在屋里吗？"

阿帕德抢过话头。"室外。离大家远些。"

---

[1] 其中的那些一丝不苟的人，坚持用真东西训练狗。我在莫菲特空军基地的一处废弃的宿舍区度过了一个下午，看到了这么一个女子雪莉·哈蒙德（Shirley Hammond）。她让狗边走边嗅。哈蒙德成了基地固定的一景，大家常常看到她从汽车里拿进拿出一个粉红色的运动包和塑料保冷盒。如果你问她在那儿找到了什么东西，她宁肯照实回答你，多少像是这样：一件带血的衬衣、腐败尸体下面的土、埋在一块水泥下的人体组织、一块在尸体上擦过的布，一颗人牙。雪莉的狗不用合成物。

这就是人体腐败的故事。我敢打赌，如果18、19世纪的老好人知道死人的遭遇，知道你我如今知道的那些细节，解剖或许就不会被视为特别可怕了。一旦你见过大卸八块的尸体，一旦你见过尸体腐烂，解剖就显得不那么可怕了。是的，18、19世纪的人死了是埋起来的，但这只能拖延腐烂过程。即使棺材埋在6英尺（1英尺＝0.304 8米）之下，尸体最终也要腐败。生活在人体里的细菌并不都需要氧气，大量厌氧菌执行任务。

如今，我们当然有防腐技术。这意味着我们能免于逐渐液化这种臭命运吗？现代殡仪馆科学能让尸体没有臭味和污迹而不腐朽吗？死人在外观上可能令人愉快吗？咱们去看看。

眼帽仅仅是一片10美分厚的塑料。它比隐形眼镜片稍大，不那么柔顺，叫人相当不舒服。这片塑料用刀划过多次，因此它表面扎起许多尖锐的小刺。那些小刺的工作原理，和为汽车出租公司服务的那些钢刺一样（能导致严重的轮胎破坏）。眼睑会倒伏在眼帽上；但是，一旦闭上眼，就再不容易把眼睁开。眼帽是殡仪馆的发明，帮助死人一直把眼闭着。

今天早晨有好几次我希望有人给我安上这么一副眼帽。我一直在旧金山的殡葬科学学院的地下防腐室内站着，眼皮是睁着的。

楼上是一个正在用着的停尸间，再上面是学院的教室和办公室。这是全国最古老、最受尊敬的学院之一。[①] 为了换取在防腐和其他殡葬服务上的优惠，客户同意学生在他们的亲人遗体上做练

---

① 可叹，那也是学费最昂贵、学生最少的学院。2002年5月，在我参观的一年之后，它关门大吉了。

习；例如，花5美元在菲达尔·萨苏恩学院理个发，无可无不可吧。

我早给学院打过电话，问他们一些和防腐有关的问题：保存尸体的程序需要多长时间？采取什么形式？可能永远不腐烂吗？不腐烂的原理是什么？他们同意回答我的问题，然后他们问了我一个问题：问我想不想去看看那是怎么做的，我想去，无可无不可吧。

今天主持防腐台的是最后一学期的学生，迪奥·马丁尼兹和妮克尔·达阿姆布罗吉奥。迪奥，39岁的一个黑发男子，与众不同的长脸，体格偏窄，在信用社和旅行社做了一串工作之后，转到丧葬科学上来。他说，丧葬工作常常包括住宿，他喜欢这个事实。（在手机和呼机之前的时代，大多数殡仪馆附带公寓房，因此如果有人在晚上打电话来，就总有人在。）说到长相漂亮、头发闪亮的妮克尔，几集电视剧《昆西》刺激了她对这份工作的兴趣；这倒令人不解，因为就我的记忆而言，昆西是一位病理学家，（无论他们说什么吧，总不令人相信。）这两个人穿着塑料和乳胶防护服，我也是一样。任何人想进入"飞溅区"都要穿这种衣服。他们得和血打交道。穿防护服是一种安全举措：血液可能含有艾滋病病毒、肝炎病毒。血液也能溅到你衣服上。

眼下他们注意的这个对象，是一个75岁的老头儿，或者说是一具3个星期的尸体，这要看你更喜欢怎么看它。这个人早先把他的遗体捐给科学；但是，由于它接受了尸检，科学婉言谢绝了。解剖室挑挑拣拣，好比名门望族的女人寻找如意郎君：你不能太胖、太高，也不能有任何传染病。在一个大学的冰箱里逗留了3个星期之后，这具尸体流落至此。我同意遮蔽他任何能够确定身份的特征，尽管我疑心冰箱里的干燥空气已经抢先一步做好了这个工作。

他样子干瘪，跟腌萝卜似的。

在防腐工作开始之前，尸体外表得到了清洗和梳理，好像这人要在敞口的棺材里展出或者供家人瞻仰似的。（其实，在学生们鼓捣完了之后，除了管火化炉的工人之外，没有其他人瞧他。）妮克尔用棉签蘸着消毒液为他清洁嘴和眼，然后喷水清洗。尽管我知道这个人死了，我却期望在棉签碰到他的眼睛之际，他会眨眨眼；当水呛到他嗓子里的时候，他会咳嗽，会喷唾沫。他的静止，他的沉寂，似不真实。

学生的动作都有章法。妮克尔在看这个人的嘴里面。她温柔地把手放在他的胸脯上。出于关切，她喊迪奥过来看看。他们低声交谈，然后迪奥转向我。"他嘴里含着料子。"他说。

我点点头，我在想那是灯芯绒，还是方格子棉布。"料子？"

"泻物。"妮克尔换了个说法。我仍然听不懂。

休·"麦克"·曼尼格尔（Hugh "Mack" McMonigle），学院的一位指导教师，监督今天早晨的操作，走到我旁边。"所谓泻物，是无论胃里有什么东西，都会涌到嘴里。"细菌的腐败作用产生了气体，胃里的气压就增大，把胃里的东西压回食管和嘴里。这种情况看来不曾让迪奥和妮克尔烦躁，尽管在防腐室里"泻物"比较不常发生。

迪奥解释说，他要用吸液器。好像是为了分散我对正在看的事情的注意力，他好心地喋喋不休。"在西班牙语里，'真空'是 *aspiradora*。"

在打开吸液器之前，迪奥用一块布擦去这个老头儿下巴上的东西，那东西看起来像巧克力糖浆，但味道肯定不像。我问他，在处理并不认识的死人身体和分泌物的时候，怎么克服那个不愉快劲儿？和阿帕德·法斯一样，他说他努力把注意力集中于积极的方面。"如果有寄生虫，或者这个人牙齿脏，或者在他死前没有人为他擦擦鼻子，那情况得有所改观，把他弄得像样些。"

迪奥单身。我问他，学习当一名殡仪员，对他的爱情生活有没有不利影响。他直起腰，看着我。"我个子矮，我瘦弱，我不富有。我愿意说，我的职业选择，对于一个单身汉而言，其不利之处排在第四位。"（干这个工作可能还有帮助呢——在一年之内，他就要结婚了。）

接下来，迪奥为这张脸敷上某种我猜是消毒液的东西，那看起来很像剃须膏。它看起来很像剃须膏，它其实就是剃须膏。迪奥把一块新刀片装在刀架上。"在你为死者刮脸的时候，那确实是不一样。"

"绝对。"

"皮肤不会愈合，因此你必须小心翼翼不要割伤。一块刀片只用一次，用完就扔了。"我猜想，这个老头儿在临死前的几天，是否站在镜子前，剃刀在手，有没有想过那是不是他最后一次刮脸，却没有意识到命运为他安排的真正最后一次刮脸是这样。

"现在我们将固定面相。"迪奥说。他把这人的一个眼皮拉开，把棉球放在眼皮下，以便代替眼珠把眼皮撑起来。奇怪的是，埃及文化与棉花联系最密切，埃及人却不用有名的埃及棉花来填起萎缩的眼球。古埃及人把珍珠洋葱填在那儿。洋葱啊，我心里说，如果我不得不用一个小小的圆形物塞在我的眼皮下，我会用橄榄。

在棉花的上边，是一对眼帽。"大家看到眼是睁着的，就觉得不安。"迪奥解释说，然后他把眼皮抹下去。在我内心的视野一角，我的大脑展现了一幅画面，活灵活现的小刺儿在起作用的特写。到了那一天，我可不让你看到我躺在一口敞开的棺材里。

作为普通人葬礼的一个特点，敞口棺材是比较晚近的新生事物：大概有150年了。按照"老兄"的说法，这搞法，撇开提供殡葬员所谓"最后的记忆"一事不谈，有几个目的。第一，它让家属放心，他们的亲人清清楚楚是死了，不会被活埋。第二，棺材里的尸体确实是他们的亲人，而不是他旁边那个容器里的尸体。我在《尸体防腐的原理与实践》(*The Principles and Practice of Embalming*)这本书中读道：作为防腐师显摆手艺的一种方式，敞口棺材蔚然成风。"老兄"不同意此说：远在尸体防腐变得普遍之前，尸体就躺在棺材里的冰块上，在葬礼上摆放出来。（我倾向于相信"老兄"的话。这本书中有这么一段："如果保存在合适的条件下，身体的许多组织也有某种程度的不朽性。从理论上说，以这种方式把一个鸡心长到世界那么大，是可能的。"）

"你把鼻子处理好了吗？"妮克尔举着一把镀铬的小剪刀。迪奥说还没有。她就先来剪头发，然后用消毒剂清洗。"这给作古者一点尊严吧。"她说着，一边用棉签进进出出地清理他的左鼻孔。

我喜欢"作古者"这说法。那好像是说这个人没死，只不过牵扯进了某种旷日持久的官司中。出于明显的原因，丧葬科学充斥着委婉语。"不要说死尸、尸体、死人。"《尸体防腐的原理与实践》如此斥责，"要说逝者，要说布兰克先生的遗体。不要说'鼓捣'，要说'保存'。"皱纹是"获得性面部纹路"。腐烂的大脑，从受损的颅骨中漏出，从鼻子里流出来，叫"泡沫流泻"。

最后需要鼓捣的是嘴。如果不想办法让嘴闭上，嘴就半张着。

迪奥为妮克尔读指南，妮克尔用一根弯针和结实的线把上下颌缝在一起。"目的是把针重新穿过相同的针眼，再从牙齿后出来。"迪奥说，"现在她要从一个鼻孔里走针，穿过中隔，然后再进针到嘴里。让嘴闭上的方法有多种。"他补充说。他开始讲名为射针器的某种东西。我把自己的嘴摆成一个相当害怕的模样，这才好让迪奥闭了嘴。缝合在静默中进行。

迪奥和妮克尔退后一步，端详他们的工作成果。"老兄"点头。布兰克先生现在准备好了，可以接受防腐处理。

现代防腐术利用循环系统，把液体防腐剂送到全身的细胞，以阻止自溶，并使腐败过程放慢。正如血液曾经在血管和毛细血管里把氧气和营养递送给细胞，如今同样的管道，放空了血液，递送的是防腐液。最先知道尝试动脉防腐①的人是3位荷兰生物学家和解剖学家，名字是斯瓦默丹（Swammerdam）、瑞什（Ruysch）和布兰查德（Blanchard），生活在17世纪。早期的解剖学家要对付用于解剖的尸体的长久短缺情况，因此就有目的地设法保存他们得到的尸体。布兰查德的课本首次包含动脉防腐技术。他描述过把动脉切开，用水把血液冲掉，然后把酒精打进去。我参加过一些大学生联谊会，情形类此。

动脉防腐术到美国内战时才真正开始流行。那时，阵亡的美国

---

① 但是，这绝不是尸体防腐的最先尝试。保存尸体的早期举措，包括17世纪的意大利医生吉若拉莫·瑟噶托发明了一种把尸体变成石头的方法。伦敦一位医生托马斯·马歇尔在1839年发表了一篇论文，描述一种防腐技术：用剪刀在尸体表面穿许多小孔，然后往尸体上刷醋。这很像阿道夫公司的方法：让主妇们在牛排上扎孔，好把嫩肉粉浸进去。

士兵，一般是倒在哪儿就埋在哪儿。他们的家人必须发出一份挖掘遗体的书面请求，并把一口密封的棺材运到最近的军需官办公室；此后，军需官办公室将派一队人马去把遗体挖出来，送给士兵的家人。士兵家人送过来的棺材常常密封不善，很快就发出臭味、漏出液体。出于饱受批评的递送队的强烈要求，军队开始为死者做防腐处理，一共35 000具尸体。

1861年的一个晴天，24岁的上校埃尔默·埃尔思沃斯（Elmer Elsworth），在把南部邦联的旗帜从一个旅馆顶上扯下来的时候，中弹身亡。上校得到了英雄的告别仪式，以及头等的防腐处理，负责此事的是"防腐之父"托马斯·霍姆斯（Thomas Holmes）[1]。公众列队瞻仰躺在棺材里的埃尔默：他看上去是一个活生生的军人，一点不像腐烂的尸体。4年之后，防腐处理得到了又一次推动。亚伯拉罕·林肯的遗体经过防腐处理后，从华盛顿运往伊利诺斯州的老家。这趟火车旅行等于为丧葬防腐做了巡回广告，因为无论火车停在哪儿，人们都前来瞻仰，注意到他在棺材里的模样比自家过世的老奶奶好看得多的人岂止三五个。消息传开了，丧葬事业火了；就跟一颗膨胀的鸡心似的，很快全国人民就把他们家去世的人送到殡仪馆供人摆布和保存。

南北战争之后，霍尔默开始了一份买卖，向防腐师销售他的

---

[1] 什么东西都有父亲吗？显然是这样。在网上搜寻"之父"，立刻就出来一堆"父"，他们的"儿子"是：输精管复原、乡巴佬爵士乐、摩托雪橇、现代图书馆长、日本威士忌、催眠术、巴基斯坦、自然护发产品、前脑叶白质切除术、女子拳击、现代选择定价理论、沼泽地汽车、宾夕法尼亚鸟类学、威斯康星蓝草音乐、龙卷风研究、芬芬减肥药、现代制酪法、加拿大放任社会、黑色力量，以及黄色的校车。

"无名牌"专利防腐液，但这却使他本人从丧葬业中抽身而退。他开了一家药店，生产乐啤露，还在一处疗养温泉投了资。他把颇为可观的积蓄花在这3处生意上。他不曾结婚，没人叫他父亲（"防腐之父"就不算了），但说他形单影只，那也不准确。按照《尸体的历史》（*The Corpse: A History*）的作者克里斯汀·奎格雷（Christine Quigley）的说法，他将战时作品放在布鲁克林的宅子里：经过防腐的尸体贮藏在柜橱里，人头安置在起居室的桌子上。毫不令人惊讶的是，霍尔默开始发疯了，在出入精神病院之间度过了风烛残年。70岁那年，他在丧葬业的杂志上做了广告，卖的是一种涂了橡胶的帆布运尸袋，他建议说，这东西可以兼作睡袋。在他撒手人寰之际，据说霍尔默要求他自己不接受防腐处理。这究竟是出于理智还是发疯，无人知晓。

迪奥沿着布兰克先生的脖子摸。"我们在找颈动脉。"他说。他在这人的脖子上切了一个纵向的小口子。因为没有血流，此事容易观察，容易视为工作中的寻常之事，如同切割屋顶材料，或者划开泡沫，而不是更寻常的那种意思：谋杀。现在，脖子上有了一个暗口袋，迪奥把一根手指头伸进去。摸索了一阵子，他找到了动脉，把它捏出来；然后，用刀切开动脉。切口是粉红的，跟橡皮似的，看上去很像吹充气垫的那种吹口。

管子插进动脉，然后套上挺长的另一段管子，和装着防腐液的罐子接起来。"老兄"开了泵子。

从此刻开始就有意思了。才几分钟，这老头儿的脸色就青春焕发。防腐液为他的组织重新上了水分，鼓起了他下陷的脸颊、起皱的皮肤。他的皮肤现在是粉红的（防腐液里有红颜色），不再松松垮垮、干薄如纸。他气色健康，惊为活人。在敞口棺材的葬礼之前，不要一直把尸体放在冰箱里，原因在此。

"老兄"跟我讲一个97岁的老太太的事儿，防腐之后，看上去60岁。"我们不得不画上皱纹，否则她的家人认不出她。"

即便像我们的布兰克先生在今天早晨这样矍铄和年轻，他最终也不免腐烂。丧葬防腐，目的是为尸体在葬礼上看上去新鲜，别跟死人似的，但不为保存很久。（解剖室强化了这一过程，使用更多、更浓的福尔马林，尸体或许能够数年无虞，尽管模样像恐怖电影似的皱皱巴巴。）

殡仪馆卖密封的墓穴，目的是防止空气和水渗进去；但是，即便如此，指望尸体永远像样子，仍然不靠谱。尸体里有细菌孢子、活性顽强的DNA活体，抗得住极端温度、干燥和化学折磨，包括防腐剂。最后甲醛分解了，为孢子长成细菌大开方便之门。

"殡葬员习惯于声称防腐措施效果永久，""老兄"说，"相信我，如果是有意向死者家人推销服务，防腐师什么都敢说。"托马斯·钱伯斯（Thomas Chambers）同意此说。此公是钱伯斯连锁殡仪馆的人，他祖父做得过头了，分发促销挂历：在一个体型标致的裸体女人的下面，是殡仪馆的口号，"钱伯斯塑造美丽遗体"。[杰西卡·米德福德（Jessica Mitford）在《美国死法》（*The American Way of Denth*）中似乎提到一本经过殡仪馆夸饰的挂历；那可吹得过头了，钱伯斯家的爷爷也做不到。]

防腐液公司以前常常鼓励实验，手段是赞助保存最佳遗体比赛。这是希望有些殡仪员通过手艺或者别出心裁，琢磨出防腐剂和水化剂之间的最佳平衡，使殡仪业能够保存尸体多年而不干化。受邀的参赛者要提交遗体保存得特别好的死者照片，连同书面的防腐剂配方和方法。获胜者提供的资料和照片将刊登在殡仪业杂志上——杰西卡·米德福德猜想，行外或许没有人翻过一期《棺材与田园诗》(*Casket and Sunnyside*)。

我问过"老兄"，殡葬员如今不自吹永久保存，却是为何？和常常发生的事情一样，那是因为一场官司。"有个人为这事儿告了他们。他在一个大墓窖里买了一个位置，每6个月就带着午饭到墓窖里，打开他母亲的棺材，在午饭时间来看她。有一年春天，天气特别潮湿，进来一些湿气，他来一看，妈妈长了胡子。她生了真菌而已。他起诉，从殡仪馆那里获得了25 000美元赔款。因此，殡仪馆再也不吹大话了。另外一个打击，来自联邦贸易委员会，他们1982年的《丧葬条例》禁止丧葬业者说他们卖的棺材能够永久抗腐。

殡葬防腐就是这么一回事了。它让你的遗体在葬礼上体面，但它不可能让你不分解和发臭，也不可能让你不变成一个万圣节鬼怪。他们用的是一种暂时的防腐剂，就像你香肠里的亚硝酸盐。即便处理任何肉类，无论你怎么鼓捣，它还是要萎缩变质。

这就是说：在你死时，无论你选择对你的尸体怎么鼓捣，它终究不会非常吸引人。如果你倾向于把你自己献给科学，你就不该让解剖或者肢解这样的景象吓着你。在我看来，与一般的腐烂相比，或者与通过你的鼻孔来把你的下巴缝合起来以便在葬礼上稍微雅观相比，解剖或者肢解都差不多令人毛骨悚然。即便是火葬，你寻思一下，也不是一桩漂亮的事儿，正如伦敦大学病态解剖学资深讲师埃文斯(W.E.D.Evans)在他1963年的书《死亡化学》(*The Chemistry of Death*)中说的那样：

皮肤和头发立刻着火、碳化、烧光。热把肌肉蛋白质凝固了，在这一阶段或许很明显，导致肌肉慢慢收缩，大腿或许稳步岔开，四肢逐渐弯曲。有一个盛传的说法：火化过程开始之际，高热导致躯体猛然向前弯曲，因此尸体突然就"坐起来"，把棺材盖撞开了，但我不曾亲眼看到。

在皮肤和腹肌燃烧并裂开之前，肚子偶尔会胀起来；这种发胀归因于气体的形成以及腹中东西的膨胀。

软组织被毁，逐渐把骨头暴露出来。颅骨很快就成了毫无掩盖之物，然后四肢的骨头也出现了。腹中的东西烧得相当慢，肺更加慢。有人看到过，在全身燃烧的过程中，大脑很难烧透。即便颅顶已经碎裂，已经掉落，还看得见大脑是一团漆黑冒烟的东西，特别有抵抗力。最后，内脏消失了，现出了脊椎骨，骨头在火焰中烧得炽热发白，整副骨架分崩离析。

妮克尔的防护服里面汗水淋淋。我们在这里待了一个多小时了。事情几乎结束了。迪奥看着"老兄"。"肛门要缝合吗?"他转向我。"不缝的话，泄漏物会渗到寿衣上，那就一团糟了。"

迪奥就事论事，我不在乎。生活里就有这号事儿：拉屎撒尿、流脓淌水、吐痰流鼻涕、慢性尿道炎。我们是生物。在开始和结束之际，在出生和死去之时，这些东西就提示我们是生物。在这两端之间，我们力所能及地把这些忘掉。

由于我们的这位死者不要葬礼，这要"老兄"决定学生们要不要做最后这一步骤。他拍板，算了吧，除非这里的这位访客想看看。他们都看着我。

"不弄了，谢谢各位。"今天生物的东西足够多了。

第 4 章 死人开车

人体车祸测试与撞击忍受力研究

大体说来，死人不是很有才。他们玩不得水球，不会系鞋带，不会炒股。他们不会讲笑话，不会跳舞。有一件事情，死人擅长。他们颇能对付疼痛。

例如，UM 006。UM 006是一具尸体。他最近从密歇根大学出发，路过底特律，到了韦恩大学的生物工程大楼。今天晚上大约7点，他要从事的工作，是一台直线冲击机要撞击他的肩膀。他的锁骨和肩胛骨可能会断，但他什么也感觉不到，受伤也不妨碍其日常活动。尸体UM 006不介意肩膀挨撞，帮助研究者琢磨出，在汽车侧面受撞时人的肩膀能承受多大的力而不至于受重伤。

最近60年，死人帮助活人搞清楚了撞头、顶胸、碎膝和断肠（在车祸中人类遭遇的全部可怕而暴烈的事情）之中人体的抗撞击极限。一旦汽车制造商知道颅骨、脊椎或者肩膀能够抗住多大的撞击力，他们就能设计出他们希望在车祸中不会超过那种冲击力的汽车。

你可能不理解，正如我也想知道：他们做撞击试验，为什么不用人体模型？你只知其一不知其二。模型可以告诉你撞车事故对各种模型人体部位释放的力量有多大，但你不知道一个真正的人体部位能承受多大的冲击，这种信息就没有用。比方说，你首先要知道，不伤害里面柔软而湿润的东西，在这个前提下，肋架最大能压缩2.75英寸（1英寸＝2.54厘米）。然后，如果一个模型撞在一辆新款车的方向盘上，胸部压进了4英寸，你就知道美国"国家公路交通安全管理局"（NHTSA）就对这种车高兴不起来了。

死人对安全驾驶的最早贡献，是不会割伤脸的挡风玻璃。最早的福特车没有挡风玻璃。你在照片上看到早年开车的人戴着风镜，原因在此。他们无意于扮酷，不曾模仿第一次世界大战的王牌飞行员，他们不想让风和虫子刮着眼睛而已。最早的挡风玻璃是普通的窗户玻璃，那倒是可以挡风；不幸的是，司机在事故中也会割破脸。即便是早期的叠层玻璃（从20世纪30年代至60年代中期使用），前座的人躲得过劫难，却不免被割开可怕的口子，从头皮到下巴。头撞在挡风玻璃上，在玻璃上撞出一个头形的洞；撞击得猛烈，头又从这个洞中被弹回来；洞四周的玻璃碴子，犬牙交错，就划破了头脸。

钢化玻璃，是紧随其后的发明，太硬，头撞不破它；但是，令人担心的事情却变成了用头撞坚硬的玻璃导致大脑损伤。（材料的弹性越小，撞击力量的破坏性就越大：想一下溜冰场和草地。）神经学家知道前额遭到撞击导致的脑震荡，伴随着一定程度的颅骨骨折。你不可能让死人得脑震荡，但你能够检查他颅骨上的裂纹，这也是研究者以前做的事情。在韦恩州立大学，尸体向前撞向一块模拟的挡风玻璃，从不同的高度落下（模拟不同的速度），尸体的前额就撞到了玻璃。（与一般的设想相反，用于撞击实验的尸体一般不安置在真正跑的汽车前座上；开车是尸体不拿手的事情之一。经常的做法，是尸体或者是从高处扔下来的；或者不动，某种可控的撞击装置朝着尸体撞过去。）研究表明，钢化玻璃只要不太厚，就不大可能产生足够强大的力量以导致脑震荡。如今的挡风玻璃具有更大的弹性；现代人坐在时速30英里（1英里≈1.6千米）的车里，直接撞在墙上，不系安全带，结果没有什么好抱怨的，除了一点轻伤，除了司机与一般的死尸不相上下的驾车技巧。

尽管挡风玻璃不硬撞人，仪表盘无棱无角，还加了衬垫，大脑损伤仍然是车祸中的主要危险。经常的情况，是头"砰"的一声被撞，不那么伤人。头被碰到别的东西上，使头朝某个方向扭，然后高速扭回（这是所谓"旋转"），把这些凑合在一起，就趋向于导致严重的大脑损伤。"如果你的头撞了玻璃，但没有任何旋转，那就需要好大的力量把你击垮。"韦恩州立大学生物工程中心主任阿尔伯特·金（Albert King）说，"与此相似，如果你的头旋转了，但不曾碰到什么东西上，也很难导致严重损伤。"（高速的追尾可以导致严重损伤：大脑被前后高速震荡，单是力量就能撕裂大脑表面的血管。）"在不严重的车祸中，撞击和旋转都有，都不剧烈，但头部可能受重伤。"侧面碰撞特别可怕，能把车里的人撞昏。

在这种碰撞加旋转情况中，金和他的同事试图理解大脑到底遭遇了什么事情。在城里的另一边的亨利福特医院，一个研究小组拍下了尸体头部在模拟碰撞期间的高速 X 光录像，以便发现颅骨内的情形。[①]到目前为止，用金的话来说，他们发现了大量"大脑里的稀里咣当"，其中的旋转比以前设想的更厉害。"大脑按照数字 8 晃荡。"金说。最好是把 8 字舞留给滑冰运动员来玩：当大脑遭遇些情况，就会受到所谓弥漫性轴突损伤——大脑的神经轴突细管遭受了可致死的撕裂。

胸部受伤，是车祸致死的另一个重大死因。（在汽车问世之前

[①] 与 X 光摄像有关的另一件趣事：在康奈尔大学，研究生物力学的戴安娜·凯莱拍摄了在 X 光中交配的老鼠，为的是了解阴茎骨可能有什么用处。人类没有阴茎骨；就作者所知，也不曾有人拍摄人类在 X 光中做爱。然而，有人拍了人类在核磁共振成像机的管道里做爱的录像，拍摄者是爱开玩笑的一伙荷兰生理学家，他们在格罗宁根市的大学医院做研究。研究者的结论是：在传教士体位的性交期间，阴茎"状如澳大利亚原住民的回飞镖"。

就是如此。1557年，大解剖学家维萨里描述过一个人从马上跌落，导致主动脉破裂。）在安全带问世以前，方向盘几乎是车内的一个最要命的物件。如果是迎头相撞，身体就前冲，胸部就撞上方向盘，力量大到把方向盘的轮边撞在转向柱上，好像把雨伞折叠起来那样。"我们知道有个伙计撞在树上，胸脯中间印上了一个字母N——那是一辆Nash（纳什）。"唐·惠克（Don Hueike）说。惠克是一位安全研究员，从1961~1970年，身临密歇根大学周围地区的每一起车祸伤人案现场，把事故和原因记录下来。

20世纪60年代的方向盘很小，有时候直径只有六七英寸。正如滑雪杖下端没有圆托就会扎在雪里，边缘扁平的方向盘也会陷在人体里。有一种不合适的设计，一般汽车方向盘的转向杆的角度和位置正对着司机的心脏。在迎头相撞时，刺穿哪儿都比刺穿心脏好。即便金属不曾插入胸部，单是撞击本身也常常致命。主动脉挺厚，但比较容易破裂，这是因为每隔一秒钟就有一磅的重量挂在主动脉上：充满血液的人类心脏是一磅（1磅＝0.453 6千克）重。用足够的力度让这么重的东西动起来，正如方向盘的钝击一样，身体里最粗的血管也承受不住如此拉力。① 如果你执意驾驶没有安全带的老爷车乱转，那就要掐准时间，应该在心脏收缩的一刹那撞车，那时候心脏把血压出去了。

---

① 为安全考虑，最好是完全不要方向盘，而在驾驶员座椅的两边各安装一个舵似的手柄，像"救生车"那样。救生车是一种概念旅行车，是"自由相互保险公司"在20世纪60年代制造的，为了向世人展示制造这种汽车是会救命的（同时降低保险公司的支出）。另外一些未雨绸缪的设计元素包括脸朝后的乘客座椅，这个特点和方向手柄一样是为了好卖汽车。在20世纪60年代，安全性对汽车销售没有帮助，款式有帮助，结果"救生车"没能改变世界。

考虑到这些因素，生物工程师和汽车制造商（特别是通用汽车公司）开始把尸体摆在碰撞模拟机的驾驶座位上。碰撞模拟机就是汽车的前半截，放在机械加速橇上，突然停止，模仿迎头相撞的力度。这么做的目的，起码是目的之一，是设计一种受撞击会曲折的转向柱，吸收足够多的冲击力，以免严重损伤心脏以及支撑心脏的血管。（如今设计的引擎盖也有这个作用，因此，即便汽车发生了小事故，引擎盖也会完全折叠起来。这想法是这样：汽车卷得越厉害，你卷得就越少。）通用汽车公司最早的可曲折方向盘，问世于20世纪60年代，把在迎头撞击中的死亡风险降低了一半。

事情就是这样。很多尸体实验为安全带、气囊、仪表盘衬垫以及隐藏旋钮的政府立法做出了贡献（在从20世纪50～60年代的尸检文件中，收音机旋钮嵌进了人头的X光照片为数不少）。这可不是什么好差事。在无数安全带研究中——为了省钱，汽车制造商多年试图证明安全带导致受伤多于防止受伤，因此不应该要求汽车安装安全带——尸体被绑在汽车里受撞，然后检查其内脏破裂和毁损情况。为了确定人类脸部的抗撞击限度，尸体摆放在座椅上，颧骨冲着"旋转碰撞器"的力作用线。小腿被模拟保险杠撞断，大腿被仪表盘粉碎。

这不赏心悦目，但绝对可以肯定的是它有道理，因为尸体研究带来了一些变化，如今在每小时60英里（1英里≈1.6千米）撞墙的事故中是可能幸存的。1995年的《创伤杂志》（ *Journal of Trauma* ）的一篇文章，题目是《防止受伤的尸体实验对人类的益处》，（ Humanitarian Benefits of Cadaver Research on Injury Prevention ）作者阿尔伯特·金在文章中估算，从1987年以来，尸体试验对车辆安全的改善每年挽救了大约8500人的生命。每有一具尸体被用来测试三固定点安全带，每年就有61人免于丧命。每有一具尸体用脸部来测试气囊，每年就有147人在迎头相撞的事故中保住了性命。每有一具尸体用头撞击挡风玻璃，每年就救了68条命。

1978年，"监督及调查小组委员会"主席约翰·莫斯（John Moss）召集听证会，调查在汽车事故试验中人类尸体的作用，可惜当时金手头还没有上述数据。莫斯代表说，他个人"对这种搞法感到厌恶"。他说，在国家公路交通安全管理局内部，形成了某种迷信，觉得用尸体测试是必要的举措。他相信必有其他办法来对付。他需要证据，证明死人在车祸中的行为和活人一模一样——愤怒的研究者指出，这种证据是得不到的，因为那意味着把很多活人置于死人遭受的那种强力的碰撞中。

奇怪的是，说到死尸，莫斯代表并不神经过敏。在从政之前，他在一家殡仪馆工作了一段时间。他也不是一个特别保守的人。他是民主党党员，赞成汽车安全改革。让他恼怒的，在那次听证会上作证的金说，是这样：他一直致力于通过强制使用气囊的立法，却被一次尸体测试激怒了，因为那次测试表明气囊比安全带导致了更多的伤害。（气囊有时候确实伤人，甚至杀人，特别是在乘客前倾的时候，或者不知道怎么"位置不对"——但是，为莫斯说句公道话，用来试验气囊的那具尸体年龄偏大，也许太脆弱了。）莫斯是一个怪人：既为汽车安全游说，又反对用尸体进行研究。

最终，在国家科学院、乔治敦生物伦理学中心、全国天主教大会、一个有名的医学院解剖学系的主任（他宣称"这种实验或许与医学院的解剖活动一样非常值得尊敬，对人类身体也没有什么损害"）、贵格会、印度教会和犹太教革新教派的支持下，委员会的结论是：莫斯自己有点"站位不对"。在汽车碰撞中，除了死人之外，没有什么东西可以代替活人。

老天爷作证，其他方法已经试过。在碰撞科学的早期，研究者在他们自己身上做实验。阿尔伯特·金在生物工程学中心的前任，劳伦斯·帕特里克（Lawrence Patrick），自告奋勇做了几年人体碰撞测试模型。他曾经置身于碰撞橇大约400次，一个22磅的金属摆撞击过他的胸脯。他曾经用膝盖反复撞击一根金属棒，金属棒上连着一个负荷单元。帕特里克的一些学生也同样勇敢，如果勇敢是一个合适的词儿的话。帕特里克在1965年写的一篇关于膝盖撞击的论文报告说，学生志愿者坐在碰撞橇上，膝盖忍受相当于1000磅（1磅＝0.453 6千克）的撞击力。

可致损伤的冲击力估计是1400磅（635千克）。他在1963年的研究《面部受伤——原因与预防》中有一幅一个年轻人的照片，闭着眼睛，神态安详。细审之，完全不安详的某种事情就展现出来了。乍看起来，这个人用一本题目是《头部损伤》（Head Injuries）的书当枕头（不舒服，但比读这本书还是要愉快一些）。就在这个人脸颊的上方，有一根令人生畏的金属棒，说明文字说那是一个"重力冲击器"。文本告诉我们，"这位志愿者等了几天，等着消肿，然后继续测试他能够忍受的能量极限。"这就有了问题。不曾超过可致损伤程度的冲击数据，绝少有用。你需要那些感觉不到疼痛的伙计们。你需要尸体。

莫斯想知道为什么动物不可用于汽车撞击测试，动物确实也用过。关于"第八届斯塔普汽车碰撞与田野演示会议"有一个描述，在会议论文集的前言中，开篇像是一个孩子回忆去看马戏："我们看到黑猩猩骑着火箭橇，熊在撞击秋千上。……我们看到一头猪，麻醉了，摆成坐姿，用绳子绑在秋千上，撞向一个中凹的方向盘……"

猪是常用的实验动物，因为猪与人相似，如业界的一位知情人说的那样，"在器官布局上相似"，也因为你能够哄骗猪像人那样坐在汽车里，以便派上用场。在我看来，猪也和坐在汽车里的人的智力、姿态以及其他许多事情都相似，只是猪可能不用杯托，也不会鼓捣收音机的按钮，但这无关紧要。在最近的若干年，只是在需要能够发挥功能的器官的时候，在尸体无能为力的时候，才一般会用到动物。比方说，狒狒曾经遭受猛烈的侧面头部旋转，这是为了研究为什么侧面撞击如此经常地使乘客晕厥。（研究者反过来遭受动物权利保护者的强烈抗议。）活狗被招来研究大动脉破裂。由于不知道的原因，在试验中很难导致动物尸体的大动脉破裂。

有一类汽车撞击研究，在其中仍然用到动物，尽管用尸体要准确得多。那就是儿童撞击研究。没有儿童把自己的遗体贡献于科学，也没有研究者想和悲伤欲绝的父母谈论遗体捐献的事情，尽管关于儿童的数据和气囊导致损伤的数据显然缺乏而亟需。"这是一个真实的问题。"阿尔伯特·金告诉我，"我们试图从狒狒那里得到数据，但力量是完全不同的。一个孩子的颅骨还没有完全成形；人长大，颅骨也变化。"1993年，海德堡大学医学院的一个研究小组，有胆量试图在孩子身上进行一系列碰撞研究——他们也太放肆了，不曾得到许可。传媒界盯住了他们，宗教人士也介入进来，研究所关门大吉。

除了儿童数据之外，人体关键部位的钝性撞击耐受极限早就搞出来了；如今尸体主要被用来进行身体外部（脚踝、膝盖、脚、肩膀）的受撞研究。"在过去，"金告诉我，"遭受严重撞击的人，下场是送进太平间。"没有人在意一个死人破碎的踝关节。"现在，因为有气囊，这些人活下来了，我们必须为这样的事情操心了。他们的脚踝和膝盖受伤了，再也不能正常走路了。这是如今的一种主要的残障。"

今天晚上在韦恩州立大学的碰撞实验室，一具尸体的肩膀将要遭到撞击，金满怀好意邀请我前往观看。其实，他不曾邀请我。我问，我可以看看吗？他也就同意了。尽管如此，考虑到我将看到的东西，考虑到公众对这种事情的敏感度，还要考虑到阿尔伯特·金读过我写的东西，也知道我写的东西读起来和《国际防撞性期刊》（*The International Journal of Crashworthiness*）太不一样，那么他已经对我相当好了。

韦恩州立大学自从1939年就从事碰撞研究，比任何大学都早。在生物工程中心前台阶平台上面的墙上，一条横幅写着："庆祝前移碰撞研究50周年。"今年是2001年，这意味着距现在已经12年了，没有人想到把这个横幅扯下来。你想不到工程师们如此做派。

金去了机场，他把我托付给同事生物工程教授约翰·卡凡诺（John Cavanaugh），他将监督今天晚上的碰撞。卡凡诺，一看就是个工程师，也像年轻时候的演员乔恩·沃伊特（Jon Voight）。他的脸色是实验室里的那种，苍白无皱，棕色头发一丝不乱，这使他看上去多少总是有心事。卡凡诺把我带往楼下的碰撞实验室。这是一个典型的大学实验室，老设备的工艺粗糙，安全警告牌用印刷体写成。卡凡诺把我介绍给马特·梅森（Matt Mason）（今天晚上的研究助手），以及德波·马瑟（Deb Marth），这次碰撞就是为她写博士论文而做的。之后，马瑟消失在楼上。

我四下踅摸，寻找UM 006，那架势好像我小时候扫视地下室，免得有东西从楼梯扶手格挡抓住你的腿。他还没到场。一个碰撞测试用的人体模型坐在加速橇上。它的上半身折在大腿上，头碰着膝盖，好像在绝望中瘫倒了一般。它没有胳膊，这可能是绝望的原因了。

马特把几个高速摄像机连接到两台计算机上，再连到直线冲击机上。这台冲击机是一个大得可怕的活塞，由压缩空气推动，安装在矮种马那么大的一个钢制底座上。从走廊里传来轮子滚动的声音。"他来了。"德波说。UM 006躺在医院的那种轮床上，推床的那个男人，头发灰白，粗眉大眼，和马瑟一样穿着手术服。

"我叫鲁汉，"粗眉大眼的人说，"我是搬死尸的。"他伸出一只戴手套的手。我挥挥手，给他看我没戴手套。鲁汉来自土耳其，他以前在土耳其当医生。一个当过医生的人，如今的工作却是为尸体戴尿布、穿衣服。他性格乐观，令人赞叹。我问他，给死人穿衣服难不难，怎么穿。鲁汉讲了过程，然后停下来。"你到过护理院吗? 跟那一样。"

UM 006今天晚上穿着一件深蓝色的紧身连衣裤和合适的紧身衣。在紧身裤下面，他戴着尿布，为防泄漏。连衣裤的领口开得很大，是勺形的，就是舞蹈演员穿的那种。鲁汉证实尸体的连衣裤就是从一家舞蹈用品店买来的。"如果他们知道，他们会恶心的!"为保护隐私，这个死人的脸用很合适的白棉罩子盖着。他看起来像是要去抢银行，本意是要把女袜套在头上，却阴差阳错地套上了运动员的袜子。

马特把笔记本计算机放下，帮鲁汉把尸体抬到那个汽车座椅上，座椅放在冲击机旁边的桌子上。鲁汉说得对。这就是护理院的工作嘛：穿衣服、抬来抬去、摆来摆去。非常病弱的老人和死人之间的距离很短，几乎难分彼此。你和病弱不堪的老人待的时间越长（我见过我的双亲处在生死之间的情形），你越是看得清楚风烛残年逐渐走向死亡。行将就木之人睡得越来越多，直到有一天，一睡不醒。他们常常越来越少动弹，直到有一天他们只能躺着，或者别人怎么摆布就怎么坐着。老人和UM 006的共同之处，与你我的共同之处一样多。

与将死之人相比，我发现死人更容易相处。死人不感到痛，不怕死。死人无话可说，不用尴尬；事情明白，何需啰唆。死人不可怕。我与死去的妈妈度过了半小时，这要比许多小时陪伴临终时的妈妈容易得多，因为她很痛苦。我不是希望她死。我只是说那比较容易。尸体，只要你对尸体习惯（你很快就会习惯），那你就会觉得尸体容易相处得令人吃惊。

这很好，因为在那一刻，只有它（尸体）和我在一起。马特在隔壁。德波去找什么东西了。UM 006活着的时候是个大块头的胖子，死了也一样。他的紧身衣稍微有点脏。他的紧身连衣裤掩盖不了他那邋遢的大肚子。这位老迈的超级英雄不能去洗他的衣服了。他的双手用棉布包上了，和套住他的头的棉布一样。这么做，多半是为了遮盖他的个人特征，正如解剖室也这么做；但是，在我看来，这效果是相反的。这让他像个蹒跚学步的孩子一样脆弱。

10分钟过去了。与一具死尸同处一室，与独守空房相差无几。你坐地铁，或者坐在机场候机，坐在对面的人也陪着你，死尸和他们是同一类：在那儿，也不在那儿。你时不时地回头看他们，因为你没有什么其他有意思的东西可看，然后你又觉得这么盯着看真不好。

德波回来了。她在检查一些加速计，仔细地把加速计安在这具尸体的那些暴露的骨头部位：肩胛骨、锁骨、椎骨、胸骨和头。通过测量尸体在碰撞时的加速有多么快，那些装置主要告诉你碰撞的力度（用重力"g"作单位）。在测试之后，德波将检查尸体的肩部，并把在这一速度下造成的损伤编入目录。这个信息将用来开发侧面碰撞人体模型的肩部测量仪。

在侧面碰撞事故中，两辆车以90度相撞，保险杠撞了车门。在十字路口，一方闯红灯或者无视停车标志的事故就常常发生。安全带和气囊在设计上是为了防止迎头相撞时的前冲力；在侧面碰撞中，这于人无助。在此类碰撞中，还有一件事成心跟你作对，那就是另一辆车与你过于亲密：没有发动机或者后备箱以及后座吸收冲击力。[①] 倒是有一道两英寸厚的金属门。侧面气囊花费了那么长时间才出现在汽车里，理由也正是这个。没有可以卷曲的引擎盖，传感器必须立刻感受到碰撞，而老式的传感器干不了这个事。

德波对这一切全都知道，因为她在福特汽车公司当设计工程师，也是在1998年的"城镇"车里使用侧面气囊的人。她样子不像工程师。她的皮肤像杂志上的模特，笑起来光芒四射，闪亮的棕色头发甩在背后，系成一个松松垮垮的马尾辫。如果朱莉娅·罗伯

---

① 你坐在中间座位上而不用安全带也不必太过担心，道理正是如此。如果汽车在侧面被撞，你最好离车门远些。坐在你旁边的那些好心人，那些用安全带的人，会为你吸收冲击力。

茨（Julia Roberts）和桑德拉·布洛克（Sandra Bullock）在一起生个孩子，那就是德波·马瑟那样子。

UM006之前的那具尸体碰撞的速度更快：每小时15英里（约24千米）[如果这是一次真正的侧撞事故（车门吸收一部分冲击能量），那将相当于被一辆速度或许是每小时25英里或30英里的汽车撞上]。那次撞击折断了他的锁骨、肩胛骨和5根肋骨。肋骨比你设想的更重要。在你呼吸的时候，你不仅需要运动你的横膈膜把空气吸进肺里，你也需要连在肋骨上的肌肉以及肋骨本身。如果你全部的肋骨都断了，你的肋架就不能扩张你的肺，你就发现呼吸很困难。这个情况名叫"连枷胸"，这会要人命的。

把侧面撞击搞得特别危险，连枷胸是坏事之一。从侧面撞击，肋骨比较容易断。肋架的构造，是从前面的胸骨压向脊椎——在你呼吸的时候，肋架就是这么动的。（在某种程度之内，事情是这样。挤压过分了，用唐·惠克的话说，你就能"把心脏劈作两半，就跟切梨一般"。）肋架的构造不曾为侧面压力做准备。从侧面猛然一撞，肋叉就趋向于断裂。

马特仍然在做准备。德波专心于她的那些加速计。加速计一般用螺丝钉固定在位，但如果她把加速计固定在骨头上，骨头就变弱了，在撞击中就更容易断。她于是就用铁丝捆，然后把木片楔在铁丝下，把铁丝拉紧。在她工作的时候，她一会儿把剪钳放在这个尸体扎着棉布的手里，一会儿又拿起来，好像她是一个手术护士似的。尸体在这里也帮得上忙。

收音机里在唱，我们3个在说话，这个房间里有一种夜深人静的气氛。我发现我在想：UM006有我们这些伴儿，真好。身为尸体,没有什么比这更孤独的状态了。在这里,在这个实验室里,它是某件事情的一部分,是集体的一部分,也是每个人注意的中心。当然,这都是些傻念头,因为UM 006是一团组织和骨头,它感觉不到孤独,感觉不到马瑟的手指头在探索它锁骨周围的肌肉。但在当时,那就是我的想法。

现在过了9点。UM 006开始散发出丝丝缕缕难闻的气味;丝丝缕缕,但毫无疑问是炎热下午的一个肉铺子的那种恶臭。"在室温之下,"我问,"他能待多长时间才开始……"马特等我把话说完,"……变化?"她说或许是半天吧。她在查看装置。铁丝绑得不紧,万能胶也不万能了。今天晚上有的是活儿干。

约翰·卡凡诺朝楼下喊,楼上有比萨饼。我们3个人,德波、马特·梅森和我,把那个死人撇下了。这有点不礼貌。

正往楼上走,我问德波,她怎么落得个以跟死人打交道来谋生。"哦,我一直想研究尸体。"她说得热切而真诚,正如一个更普通的人说"我总想当考古学家"或者"我总想住在海边"。

"约翰是太热心。没人想做尸体研究。"在她办公室,她从抽屉里拿出一瓶名为"快乐"的香水。"这样我的味儿就不同了。"她解释。她答应给我一些论文,在她找那些论文的时候,我看到她桌子上有一堆照片。我扫了一眼,就不看了。那些照片是对前一个尸体肩膀做检查的特写。马特看了看桌子上的这堆照片,"德波,这不是你的度假照片吧?"

到11点半,万事俱备,只欠把UM 006置入驾驶的姿势中。它歪着身子,斜向一边。你坐飞机的时候,你旁边就可能坐着这么一个伙计,呼呼大睡,与你的肩头近在咫尺。

约翰·卡凡诺抓着这尸体的两个脚腕子，把它们安置在位，好让它在座椅上坐得直。他后退几步。尸体却朝他倾过来。卡凡诺又推了它一把。这一次卡凡诺扶着尸体，马特用防水胶带绕着UM 006的膝盖和整个座椅缠。"这多半不在防水胶带的'101种用处'当中。"马特说道。

"它的头位置不对，"约翰说，"头需要向前挺直。"又用了更多的防水胶带。收音机里唱浪漫歌曲，《我就喜欢你这样》（*That's What I Like About You*）。

"它又要歪了。"

"试试绞车？"德波把帆布带子揽在尸体的腋窝下，然后按动按钮，把安装在天花板上的电动绞车升起来。尸体耸着肩，慢慢地就起来了，像个滑稽杂耍演员。它稍微离开了座椅，然后降了回去，现在坐直了。"很好，这才好嘛。"约翰说。

人人都后撤。UM 006像个滑稽小丑一样不紧不慢。他在等着挨一次撞、两次撞，然后又向前冲。你忍不住笑。那景象的荒谬，它被撞得乱晃，让你很难不笑。德波用一些泡沫块垫着它的后背，好像是恶作剧。

马特最后检查了一下设备的连接。收音机里在唱"狠狠打我吧"——这可不是我杜撰的。又过了5分钟。马特发动了活塞。一声巨响，活塞射出，但撞击本身无声无息。UM 006倒了，不像挨了好莱坞电影里恶棍的枪那样，而是颓然委顿，好像失去了平衡的一袋子洗衣粉。它倒在一个泡沫垫子上，这垫子就是为此准备的。约翰和德波走上前去，把它扶住。事儿就这样完了。没有尖利的刹车声，没有揉作一团的破铜烂铁，这次碰撞既不伤人，也不吓人。归根到底，那是人控制和安排的；那仅仅是科学，不是悲剧。①

UM006的家人不知他今晚的遭遇。他们只知道他把自己的遗体捐献了，用于医学教学或者医学研究。这是有原因的。一个人或者其家人，在决定捐献他的遗体之际，没有人知道遗体派什么用处，甚至也不知道流落到哪所大学。遗体到了受捐的那所大学的太平间，但也可能运到别的学校，UM006就是这样。

要使家人详知亲人的遭遇，那信息必得来自研究者本人，在他们签收尸体（或者尸体部分）之后，做测试之前。作为小组委员会听证的结果，事情有时候也是这么做的。汽车碰撞研究者，得到了联邦国家公路交通安全管理局的资助，从捐献遗体许可表上搞不清遗体是否可以用于研究，那就需要在实验之前联系死者家人。拉尔夫·埃平格（Rolf Eppinger）是国家公路交通安全管理局生物力学研究中心的主任，按照他的说法，死者家人很少有毁约的。

迈克·沃尔什（Mike Walsh）为国家公路交通安全管理局的一个主要合作单位工作。我跟他谈过此事。一有尸体来，沃尔什就给其家人打电话，跟他们见面——由于未经防腐的遗体非常易于腐烂，最好是在人死后一两天之内跟家人见面。你或许会想，作为这

---

① 引用一段"斯塔普汽车碰撞会议"对本课题的研究，"行人不是被汽车'轧到下面'，而是被'撞到上面'。"事情一般是这样的：保险杠撞了小腿，引擎盖前端撞了臀部，腿从下面被撞起来，腿飞到了头上面。侧翻跟头的行人的头部或者胸部落在引擎盖或者挡风玻璃上。由于撞击速度不同，他可能继续侧翻跟头，腿又飞到头的上方，然后平落于车顶，然后从车顶滑到人行道上。他也可能留在引擎盖上，头撞破了挡风玻璃。此后，司机打电话叫救护车。但有不打电话的司机，如福特沃斯市的护士助理尚特·马拉（Chante Mallard），她不把车停下，把车一直开回家，据说把车开到了车库里，连同那个挂在挡风玻璃上的受害者，任其流血而死。此事发生于2001年10月。马拉被捕，控以谋杀罪。

种研究的主要研究者，沃尔什会把这种令人非常不舒服的活儿交给别人代理。但是，沃尔什宁肯亲自办理。他如实告诉死者家人他们的亲人派什么用处，为什么要做那个。"把整个项目都解释给他们听。有些研究是加速橇碰撞研究，有些是行人碰撞研究，有些在全速碰撞的汽车里。"沃尔什显然有天赋。联系了42个家庭，只有两家取消了捐献同意书——不是因为研究的性质和细节，而是因为他们以为遗体是用来做器官捐献的。

我问沃尔什，在研究结果发表之后，有没有死者的家人要一份看看。没有人要看。"我们得到了一个印象，相当坦率地说，我们给他们的信息，超过了他们想听的。"

在英国和其他英联邦国家，研究者和解剖学指导教师使用尸体部分和解剖标本，而不用整尸，以此避免死者家人或者公众的反对。英国的"反活体解剖活动家"（这是动物权利活动家在英国的名称）和美国的一样咄咄敢言，激怒他们的那些事情，范围更广，而且我敢说，也更荒谬。让你见识一下：1916年，一伙动物权利活动家，代表拉灵车的马，成功地说动了英国殡仪协会，敦促他们停止在马的头上戴羽毛饰物。

英国的研究者知道屠户早知道的事情：如果你要让大家对死尸觉得舒服，就把尸体砍成碎块。一具牛尸令人不安，一块胸肉却是一顿晚餐。人的一条腿，没有脸，没有眼，不是曾经抱过孩子、抚摸爱人脸蛋的手。把这条腿和那个活人联系起来，是很难的。尸体切块，无名无姓，利于把尸体研究与活人之间必然存在的联系切断：这不是一个人。这仅仅是组织嘛。它没有感情，也没有人对它有感情。鼓捣它，是可以的；如果它是一个有感觉的存在物，那就是折磨了。

但是，让我们理智一点。把爷爷的大腿用电锯锯下，然后把这条腿打包托运给一个实验室，这腿挂在实验室里的钩子上，然后用模拟的汽车保险杠去撞它——这么做很好，而把他整个运去为什么就不好？先把他的腿锯下，怎么就不那么令人厌恶、不那么缺乏敬意呢？1901年，为研究面部骨骼受钝击的效果，法国外科医生雷内・勒福尔（Rene LeFort）花了大量时间。他有时候把人头切下来："头切下来之后，把头猛力扔向圆滑的大理石桌沿……"《雷内・勒福尔对上颌面的研究》（*The Maxillo-Facial Works of Rene LeFort*）如此描绘这个实验。另外一些时候他不砍头："整个尸体仰卧着，头朝后耷拉在桌子边。用木棒猛击右侧上颌……"对砍了头的情况怒不可遏，对不砍头的情况却安之若素，这是怎么回事呢？从道德或者审美上说，那有什么区别吗？

另外，从生物力学精确性的观点来看，用整尸常常是更可取的。把一个肩膀安装在架子上，然后用冲击机去打它，它那德性和在人体躯干上的肩膀是不一样的，受的伤也不同。只有在架子上的肩膀能开始考驾照的时候，研究它才有意义。人的胃最多能盛多少东西而不撑破？就连这种似乎直截了当的科学问题也走了弯路。1891年，一位好奇的德国医生，他姓基-埃伯格（Key Aberg），重复6年前在法国做的一个实验：把胃割下来，往里面装东西，直到破裂。基-埃伯格的实验与他的法国先行者的做法有所不同：他把胃留在其主人的身体里。他想必是认为这么搞更接近于真正的饕餮，因为孤零零的一些胃去赴宴，此事确实罕见。为此目的，据说他颇有道理地把尸体摆成坐姿。对生物力学的正确性如此重视，在此例中却被证明是无所谓的。无论胃在哪里，按照1979年《美国外科杂志》（*The American Journal of Surgery*）的一篇文章的说法，到了4000 CC（大约4夸脱）的时候，胃就撑不住了。①

当然，也有很多时候，研究者不需要一具整尸，一块尸体即可。整形医生鼓捣新技术，或者更换关节，用到四肢，不要整尸。产品安全研究者也是这么做的。比方说，在你关上某种牌子的电动窗之际夹着手指头了，你想知道手指头会怎么样，那你不需要一具完整的尸体。你需要几根手指头。为了看看比较软的棒球对小队员的眼睛造成的伤害是不是较小，你不需要一具整尸。你需要几个眼球，安装在透明塑料造的模拟眼窝中；因此，在棒球打中

---

① 如古老的《吉尼斯世界纪录大全》的热心读者所猜测的那样，这个数字被多次刷新。有些人的胃，由于遗传或者一天到晚贪吃，大于常人。奥尔森·威尔斯（Orson Welles）就有这么一个胃。按照洛杉矶热狗摊主的说法，这位大腹便便的导演一坐下来，就要收拾掉18个热狗。
　　纪录保持者是伦敦的一位23岁的时装模特，她的故事登在1985年4月的《柳叶刀》上。在她最后的一顿饭中，这位年轻女子竟然吃了19磅的食物：一磅肝、两磅肾、半磅牛排、一磅奶酪、两个鸡蛋、两片厚面包、一个菜花、10个桃子、4个梨、两个苹果、4个香蕉，李子、胡萝卜和葡萄各两磅，外加两杯牛奶。吃完后，她的胃就破了，她死了。（人类胃肠道是万亿细菌的家，如果它们逃出了迷宫似的臭烘烘的老家，就导致大面积的系统感染，这也常常是致命的。）
　　纪录亚军是佛罗里达的一位31岁的心理学家，被人发现瘫在她的厨房里。达德县的医学检查报告列出了这顿要命的饭："7800 CC的热狗、花椰菜和谷物，未被嚼碎和消化，浮在一种绿色的液体里，其中含有无数小气泡。这种绿色液体一直是一个谜；现代的饕餮者显然广泛热衷于热狗，同样叫人匪夷所思（见salon.com）。

眼睛的时候，高速录像机能够准确地记录发生了什么事情。①

事情是这样的：没有人真想跟完整的尸体打交道。除非研究者真需要，不然他们才不接触尸体。泰勒·克瑞斯（Tyler Kress）在田纳西大学的"外伤与损伤预防工程研究所"主持运动生物力学实验室。他到处寻找人造的球窝髋关节，用手术水泥把它们粘在尸体的腿上，然后把这个"尸腿与人造髋关节"的"杂种"粘在用于测试的人体模型上。

克瑞斯说，他这么办，不是因为害怕公众报复，而是因为实际的方便。"一条腿，"他告诉我，"对付和操作起来，容易得多。"切块比较容易搬动，在冰箱里不占太多空间。克瑞斯与各种切块打过交道：头、脊椎、小腿、手、手指头。"大多数是腿。"他说。去年一个夏天，他研究扭曲和折断的脚踝的生物力学品质。今年夏天他和同事们要在人腿上装上仪器，然后把腿从高处扔下，做这种测试是要看一下垂直跌落造成什么样的损伤，如山地摩托车和滑雪的那种跌落。"我敢说，谁也比不上我们弄断那么多腿。"

我在电子邮件中问克瑞斯，他可曾有机会把尸体裆部置于运动员的护裆杯中，然后用棒球、曲棍球或者其他什么球去打它。他不曾做过这个，也不知道其他运动损伤研究者有没有做过。"你或

---

① 在眼科学的角落里，这是一个颇有争议的话题。有人认为，如果你把棒球造得比较软，球在受撞之际就变形，往眼窝里钻得就更深，导致更严重的伤害。美国塔夫斯大学医学院的"视觉表现与安全服务研究所"的研究者做了一项研究，表明比较软的球确实入眼更深，但不导致更严重的伤害。软球导致伤害是很难的，因为比较硬的球会打破眼球，"从异色边缘到视神经，眼内的东西几乎全部都挤了出来。"我们希望业余体育用品制造商读过1999年3月的《眼科学文献》，并相应地调整其棒球硬度。无论如何，保护小队员的眼睛是一件大事。

许认为那个……'蛋痛'——或称阴囊撞击——应该特别优先研究，"他写道，"我认为没有人想在实验室里搞那个。"

这不是说科学界不搞那个，偶尔也搞。在这个大学的医学院图书馆里，我在"公共医学"搜索引擎搜索有"尸体"和"阴茎"这两个词的杂志文章。我尽量把显示器推到小隔挡的尽头，免得坐在我两边的人看到屏幕，去报告图书馆员。我浏览了25个条目，大多数是解剖学的研究。有西雅图的泌尿科医生，研究背神经在整个阴茎上的分布模式（28具尸体的阴茎）。[1]有法国解剖学家，把红色的液体乳胶注入阴茎动脉，研究血流（20具尸体阴茎）。有比利时人，研究坐骨海绵体肌对勃起硬度的干涉作用（30具尸体阴茎）。在过去的20年里，在全世界范围，穿着白大褂和吱吱响的鞋子的那些人，不声不响、按部就班地在做不便声张的切割工作。相比之下，泰勒·克瑞斯倒是谨小慎微了。

在男女界河的彼岸，用"公共医学"搜索"阴蒂"和"尸体"，可怜只有孤零零一条信息：澳大利亚泌尿科医生海伦·奥康奈尔（Helen O'Connell），《尿道与阴蒂之间的解剖学关系》（ *Anatomical Relationship Between Urethra and Clitoris* ）（10具　尸体会阴）一文的作者，对男女的不均衡大为光火："现代解剖学课本，"她写道，"把对女性会阴的解剖学结构的描述，简化为对男性解剖学结构的一个简单的附件。"奥康奈尔是一位穿着白大褂的女权主义者，行动迅速，诚挚热情。在我四处游荡之中，她也是我

---

[1] 这是一项活人和死者的联手合作，死人承担的分量更重。在解剖了死人的阴茎之后，"10名健康男子"同意舍身证实研究结果，同意对他们的背神经施加电刺激，因为健康男子习惯于同意这号事儿。

遇到的第一位研究婴儿尸体的人。[她做这种研究，是因为关于可与阴蒂相提并论的男性勃起组织（原因未被解释）的研究是在婴儿身上做的。]她的论文宣称，她得到了维多利亚法医病理学研究所和皇家墨尔本医院的医学研究委员会的道德认可。这两个组织的人显然不把媒体关于剖心挖肾的可怕传言放在心上。

第 5 章　黑匣子之外

乘客遗体讲述坠机故事

丹尼斯・沙纳汉（Dennis Shanahan）和他妻子莫琳（Maureen），住在加利福尼亚州卡尔斯巴德市往东开车10分钟的地方。他在房子二楼宽敞的套房里工作。这个办公室安静、向阳，看不出这里做着一种性质可怕的工作。沙纳汉是一位伤情分析家。大部分时间，他分析活人的伤情和骨折。他为汽车公司当顾问，那些公司遭到了人家的起诉，那些人的说法不怎么可信（"安全带断了""开车的不是我"等等）。这很容易揭穿，只要看看他们的伤情即可。他研究的身体，有时是死人的，如环球航空公司800次航班的那一次。

1996年7月17日，从肯尼迪国际机场起飞，800次航班要飞往巴黎，却在飞过纽约的东莫里切斯之后，在大西洋上空解体。有人声称看到一枚导弹击中了飞机。炸药痕迹出现在找到的残骸上，但是没有发现炸弹的硬件。（后来发现，爆炸性的物质在坠毁之前早被人放在飞机里了：这是训练嗅探狗的一个科目。）阴谋论滋生并传播开。侦破工作拖拖拉拉，对下面这个人人想知道的问题没有确定答案：什么东西，或者谁，把800次航班从天上弄了下来？

在坠机之后的几天内，沙纳汉飞往纽约，去看那些死者的遗体，看看他们能说出什么来。去年春天，我飞往加利福尼亚州的卡尔斯巴德市，去访问沙纳汉。我想知道，从科学和感情上讲，一个人怎么做这份工作。

我还要问他其他问题。沙纳汉这个人知道噩梦背后的真相。他从残酷的医学细节上精确地知道，在不同类型的坠机中人们有什么遭遇。他知道他们一般是怎么死的，他们是否可能意识到正在发生着什么事情，以及在低空的坠毁中，他们如何增加生存的机会。我告诉他，我只花费他一个小时的时间，但我待了5个小时。

一架坠毁的飞机，通常会讲出它自己的故事。有时候故事果真就在驾驶室的飞行录音机里，有时候故事隐含在坠落飞机的那些碎片和焦煳中。但是，要是一架飞机掉在大洋里，它的故事或许就支离破碎、语无伦次了。如果水特别深，或者如果洋流湍急而混乱，黑匣子或许就找不到了，从水里也起获不到足够的残骸来有把握地判断飞机在最后几分钟的遭遇。在此事发生的时候，调查者转向所谓航空病理学课本中的"人体残骸"：乘客的尸体。与一片机翼或者一块机身不同，尸体会浮在水面上。通过研究受害者的伤情——种类、严重程度、在身体的哪一边，伤情分析家就能够开始把那些可怕的事件拼凑起来。

我到机场的时候，沙纳汉在等我。他穿着"码头工"牌子的短袖衫，戴着飞行员式眼镜。他的头发一分为二，整齐地贴在两边。那差不多像是一顶假发，但不是的。他文质彬彬，是个自来熟。他让我想起了我的药剂师迈克。

他完全不是我想象的那个样子。我还以为他粗粗剌剌、态度生硬、骂骂咧咧。我本来的计划是要实地采访，就在一场坠机事故之后。我在脑子里勾画：我们两个身处在某个小镇子的舞厅或者高中健身房里临时凑合起来的停尸间里，他穿着血迹斑斑的实验服，我拿着个便条本。我后来才知道沙纳汉自己不为他调查的坠机做尸检。做尸检的是从附近县里的太平间来的医学检查小组。尽管他也到现场，常常为这种那种原因而检查尸体，沙纳汉多半是和尸检报告打交道，把尸检报告和航班的座位表联系起来，以确定那些能够透露隐情的受伤情况。他解释说，在事故地点采访他，或许要等上几年，因为大多数坠机的原因并不神秘，因此并不需要尸体来说明什么。

不能从坠机现场做报道，我有点失望，在我这么告诉他的时候，沙纳汉递给我一本书，书名是《航空病理学》(*Aerospace Pathology*)。他向我保证，其中的那些照片上的东西，我或许见过。我翻到"尸体分布"那一节。在用线条勾勒的失事飞机的残片中间，散布着一些小黑点。从小黑点引出的线，连向外面的一些标签："棕色皮鞋""副驾驶员""脊椎骨碎片""女乘务员"。我翻到描述沙纳汉的工作的那一章"灾难性飞行器事故的损伤模式"，那里的照片说明文字提醒调查者牢记如下事情："强热或许使颅骨内产生气体，导致颅顶爆裂，类似于撞击导致的损伤"——在我看来事情很清楚了，那些加了标签的黑点，与我希望接近的飞机坠毁中的人类残骸，非常相似，足够真切。

在环球航空公司800次航班的案子中，沙纳汉试图找到炸弹的痕迹。他分析受害者的伤情，以期获得座舱里发生过爆炸的证据。他从一个文件柜的抽屉里拿出一本挺厚的夹子，把他的小组报告抽出来。在这里，一架大型的班机遭遇的混乱和撞击，用数字、图表和柱状图得到了量化和勾勒，把骇人的惨事转化为在国家运输安全委员会的上午会议上可以讨论的某种东西。"4.19：浮尸右侧伤多于左侧。""4.28：股骨中段断裂，水平向前座椅架受损。"我问沙纳汉，这些统计数字和平铺直叙，是否有助于他采取一种在我看来很有必要的超然感情，暂时不要想到正在调查的这出人间惨剧。他低头看自己的手，手放在800次航班的文件夹上，手指头交叉着。

"莫琳会告诉你，我想方设法面对800次航班。从感情上讲，那太惨痛了，特别是机上10来岁的孩子太多。一家去往巴黎的高中法语俱乐部成员。还有几对小两口。我们心里很难过。"沙纳汉说，在坠机现场，这种情绪并不是经常的。"你不想过多地动感情，因此开开玩笑，说说俏皮话，是很平常的。但这一次不同。"

对沙纳汉而言，最难忍受的，是800次航班的大多数尸体是相对完整的。"完整比不完整更让我不安。"他说。目睹或者处理那种东西——残肢断臂、满地碎肉——是我们大多数人难以想象的，沙纳汉倒觉得那比较容易对付。"那样的话，那就仅仅是组织。你可以让你自己那么想，你仅仅是在干你的工作。"那太血腥，但不令人伤感。你能习惯破碎，你不习惯破碎的生命。沙纳汉干的是病理学家的事情。"他们专注于部分，而非完整的人。在尸检期间，他们描述眼睛，然后是嘴。你不会退后几步说，'这是一个人，是4个孩子的父亲。'你要在感情上不受伤，这是唯一的办法。"

说来奇怪，完整性是判断是否有炸弹爆炸的最有用的线索之一。我们读到这个报告的第16页，编号是4.7：身体碎块。"非常靠近爆炸点的人被炸成碎块。"沙纳汉对我平静地说。他谈论这种事情的方式，似乎既不是照顾人感情的委婉说法，也不是招人反感的绘声绘色。假如800次航班的座舱里真有一颗炸弹，沙纳汉就会在离爆炸点最近的座椅周围发现一些"高度破碎的尸体"。其实，大多数尸体基本上是完整的；这个事实，看一眼他们的尸体破碎状态代号，就一目了然。沙纳汉这样的人要分析大量报告，为了简化他们的工作，医学检查者常常用颜色代号。比方说，关于800次航班，机上的人最终是这么标志的：绿色（尸体完整）、黄色（头部撞破或者失掉一肢）、蓝色（失掉两肢，或者头部未被撞破），或者红色（失掉三肢或四肢，或者尸体完全横断）。

死人有助于判断是否有炸弹爆炸，另一个方式是看嵌入尸体中的"异物"的数量和轨迹，这用X光可以看到。X光检查是每次坠机尸检的常规部分。炸弹把自身的弹片和附近的东西炸入坐得近的人的身体里；每具尸体中、在全部的尸体中的异物模式，有助于判断是否有炸弹爆炸。比方说，如果一颗炸弹在右舱洗手间里爆炸，与之相对而坐的人的前身里就有炸进去的碎片，与洗手间隔着过道的人右身受伤。如沙纳汉预料的那样，没有出现揭露隐情的模式。

沙纳汉转向发现于某些尸体上的化学烧伤。这种烧伤早就促成一种猜测：一颗导弹炸开了座舱。坠机事故中的化学烧伤通常是接触高度腐蚀性的燃料导致的，这么说是对的，但是沙纳汉疑心这次的化学烧伤发生于飞机撞击水面之后。喷气机把燃料油洒在水面上，会烧伤浮尸的背部，不会烧伤其前部。沙纳汉做检查是要确信：全部浮尸（从水面找回的尸体）都有化学烧伤，而且烧伤都在背部。结果确实如此。假如一颗导弹打进了座舱，燃料将会烧到人的前部和侧面，这取决于他们坐在哪儿，但烧不到背部，因为座椅靠背保护背部。没有导弹的证据。

沙纳汉也查看热烧伤，即火导致的那种伤。这方面有一个模式。通过查看受伤部位（大多数在尸体的前部），他能够追踪到大火烧过座舱的路径。然后，他查看乘客座椅烧毁程度的数据。座椅比乘客烧得厉害得多，这告诉他：在大火烧起来之后的几秒钟之内，人从座椅上抛出去了，飞机里几乎没有人。当局开始疑心一个机翼油箱爆炸了。爆炸远离乘客，所以乘客尸身完整，但严重到足以破坏机身，以至于机身离散，乘客都被扔了出去。

我问沙纳汉，如果乘客系着安全带，为什么尸体会被扔出飞机呢？"一旦飞机开始破裂，"他回答说，"巨大的力量就发生作用。与炸弹的瞬间力量不同，飞机上的巨大力量一般不会把人身撕裂，但足以把乘客拉出座椅。""这架飞机以每小时300英里（1英里≈1.6千米）的速度飞行，"沙纳汉说，"在它破碎的时候，它就失去空气动力学的能力。发动机仍然在提供推力，但飞机却不稳定了。它开始经受可怕的旋转。断裂处增加，在五六秒钟之内飞机分崩离析。我的理论是这架飞机破碎得很快，座椅靠背倒下了，人被从约束系统中给甩了出去。"

800次航班的伤情符合丹尼斯·沙纳汉的理论：人趋向于受到大面积内伤。在沙纳汉干的那行中，这种内伤在所谓"极端水撞击"中是常见的。一个人从天而降，在击打水面之际，突然停住；但是，他的内脏还要继续运动一秒钟，直到内脏撞在体腔壁上，到这一瞬间体腔壁已经开始反弹。主动脉常常破裂，因为主动脉的一部分固定在体腔上（因此在同样的速度上停止）；而另一部分（离心脏最近的那一部分），是自由悬挂的，停止得稍微晚一点。这两个部分的主动脉，以相反的方向较劲，由此而生的剪力导致主动脉被扯断。800次航班70%的乘客遭受严重的主动脉撕裂。

人体在漫长的降落之后撞击水面，此时必定发生的另一件事，是肋骨断裂。以前的民用航空医学研究所的研究者理查德·斯奈德（Richard Snyder）和克莱德·斯诺（Clyde Snow）记录过这个事实。1968年，斯奈德翻阅了169人的尸检报告：他们是从金门大桥上跳下去的。85%断了肋骨，还有15%脊椎骨折，只有1/3的人胳膊或者腿骨折。肋骨断裂本身不算可怕，但是，在高速撞击之际，折断的肋骨就成了尖利而参差的武器，把肋骨之下的内脏刺穿或者切断：那里有心脏、肺和主动脉。在斯奈德和斯诺查过的76%的案例中，肋骨都刺到了肺。800次航班的统计数字说明了相似的情节。大多数尸体展现出了极端水撞击导致的内伤，颇能道出隐情。全部乘客遭受了钝性胸部损伤，99%多处肋骨断裂，88%肺部刺穿，73%主动脉受伤。

如果说大力撞击水面就是杀死大多数乘客的凶手，那是否意味着，在落向海面的3分钟里，他们是活着的，能够知道自己身处险境？活着，可能。"如果你把活着定义为心脏跳动，也会呼吸，"沙纳汉说，"那活着的人为数不少。"有意识吗？丹尼斯不这么认为。"我认为那非常不可能。座椅和乘客被旋转着抛掷。你简直给搞糊涂了。"沙纳汉采访过几百名飞机和汽车事故的幸存者，颇有针对性地问他们，在事故期间，他们感觉到了什么，看到了什么。"我得到的一般结论是：他们不完全明白自己已经遭受了严重的伤害。我发现他们相当超然。他们意识到好多事情在进行中，但他们给你这么一种虚无缥缈的回答——'我知道发生了什么事，但我不确知发生了什么事。我尤其不觉得我身处其中，但话说回来，我也知道我身处其中。'"

在800次航班破裂之际，这么多乘客被抛出飞机，有鉴于此，我暗自思忖：他们是否有机会——机会渺茫——逃离劫难？如果你像奥林匹克跳水运动员那样击水，那么从在高天之上的飞机上掉下去，说不定能够捡条命？此事至少发生过一次。1963年，我们这位对长距离跌落感兴趣的人，理查德·斯奈德，把他的注意力转向了从通常会致命的高度跌落而幸存的那些人。在《人类在自由降落的极端碰撞中的幸存概率》（*Human Survivability of Extreme Impacts in Freefall*）这篇文章中，他报告了一个案例：一个男人从飞机上跌落了7英里（11 265.4米），却死里逃生，尽管只活了半天。这个可怜的人儿，竟然享受不到跌落水面这么一种相对的奢侈。他落到了地上。（其实，从那么高落下，落到哪儿都差不多。）斯奈德的发现是：一个人在碰撞之际的速度，不能用来预言其受伤的严重程度。他与逃婚的那些新郎官们谈过，他们从梯子上摔下来，几乎要摔死，而一个36岁的男人要自杀，摔到了71英尺（21.6米）之下的水泥地上却并无大恙。这个自寻短见的人，只需要几块创可贴和一位治疗师，然后自己走开了。

一般而言，从飞机掉下去的人，坐了这辈子最后一趟飞机。按照斯奈德论文的说法，一个人双脚先落入水中（最安全的姿势）有可能活命的极限速度，大约是每小时70英里（112.7千米）。假如一个跌落的身体的最终速度是每小时120英里（193.1千米），那就仅仅需要500英尺（0.15千米）的高度就能够达到这个速度。你要是想活着接受丹尼斯·沙纳汉的采访，你多半不想从一架爆炸的飞机上往下跌落5英里（8千米）。

关于800次航班，沙纳汉的说法对吗？他说得对。随着时间的推移，那架飞机的关键部分找回来了，那些残骸支持他的说法。最后一个决定性因素：老化的电线进出来的电火花，点燃了燃料蒸汽，导致一个燃料箱爆炸。

伤情分析这门叫人高兴不起来的科学，问世于1954年。那一年，英国的彗星航空公司的两架航班神秘地从天上掉到了海里。

第一架飞机于1月份在意大利西岸的厄尔巴岛上空消失；3个月之后，第二架消失在那不勒斯港口之外。在这两次坠机事故中，由于水深，当局都不能把许多残骸找回来，因此就转向"医学证据"线索：从海面找回的21名乘客的伤情。

调查工作在英国皇家空军在法保罗夫镇的航空医学研究所进行。调查者是这个组织的小组长斯图尔特（W.K.Stewart），以及英国海外航空公司的医学服务主任哈罗德·维廷汉姆爵士（Sir Harold E.Whittingham）。由于哈罗德爵士的学位最多（5个学位列在那篇发表的论文上，爵士头衔就不算了），那么出于尊敬，我假定他是这个小组的组长。

哈罗德爵士和他的小组，立刻注意到了尸体伤情的一致性。21具尸体都表现出比较少的外伤和相当严重的内伤，特别是肺部损伤。在"彗星"飞机尸体中发现的这种肺部损伤，已经知道有3种情况是其原因：炸弹爆炸、突然失压（飞机座舱的加压系统出故障时会发生），以及从极高处跌落。在这么一次坠机事故中，3种情况的每一种都有可能。如此看来，要解开这个谜团，死人帮不上什么忙。

炸弹这个可能性，第一个被排除。没有一具尸体被烧焦，没有一具尸体被弹片刺入，没有一具尸体（按照沙纳汉说的）高度破碎。彗星航空公司以前的一个雇员，疯狂而记仇，还懂爆炸，这个猜测烟消云散了。

接下来，小组考虑座舱的突然失压。这可能导致如此严重的肺部损伤吗？为了解开谜底，法保罗夫镇的小组招募了一群豚鼠，把它们置于模拟的气压突降之中 —— 从海平面提升到35000英尺

（10 668米）。引用哈罗德爵士的话，"豚鼠好像被这种经历稍微地惊呆了，但不曾显示出呼吸困难的迹象。"从其他研究机构来的数据，根据的是动物实验和人类经验，也与此相似地表明少有有害效果——肯定不是彗星航班的乘客的那种肺部损伤。

剩下我们的朋友受到"极端水撞击"可能是死因了，某种结构缺陷的高空座舱破裂，也可能是坠机的原因。如理查德·斯奈德在14年之后写的"极端水撞击导致的致命损伤"那样，法保罗夫镇的小组再一次转向了豚鼠。哈罗德爵士想发现：以最终速度撞击水面，肺部到底有些什么遭遇。在我第一次看到文章提到这种动物的时候，我心里想：哈罗德爵士爬上了多佛的悬崖，手里拎着老鼠笼子，把那些毫无戒心的生灵扔到下面的海里，他的伙伴们坐在划艇里等在那里准备下网。但是，哈罗德爵士比我有脑子，他和他的弟兄们设计了一个"垂直弹弓"，以便在短得多的距离内获得必要的力度。他写道，"豚鼠用胶带纸大体固定在弹弓的弹丸包里，因此，当弹丸包拉到其弹性极限的时候，被射出去的豚鼠的肚子在前面，飞行大约2.5英尺（0.76米），然后撞击水面。"哈罗德爵士属于那种小男孩，我算是明白了。

长话短说吧，被射出去的豚鼠的肺，和彗星航班乘客的肺看起来多有相似之处。研究者们的结论是：飞机在高空破裂，使飞机上的人类坠入海里。为了准确地估计机身是在哪儿破裂的，他们查看从海面拖回来的乘客，他们是穿着衣服呢，还是裸着身。哈罗德爵士的理论是：从好几英里的高度撞击海面，会把一个人的衣服崩掉；但是在大体完整的机尾里的人，衣服也完整。因此，他们推测断裂点在有衣服和无衣服的尸体之间的分界线上。因为在两架客机中,确定坐在飞机后部的那些乘客(通过查看座位图)最终穿着衣服漂在水面,而座位靠前到一定程度的那些旅客被发现是裸身的,或者说基本没有衣服。

为了证明他的理论,哈罗德爵士还缺少一个关键数据:从飞机掉出来之后撞击海面,足以把人的衣服剥掉,这说法确实是真的吗?身为理论的开创者,哈罗德爵士亲自做这项研究。尽管我很乐意能够对你讲述另外一次使用豚鼠的法保罗夫镇的实验细节,这次研究中的小老鼠们应该全副武装着毛料制服和20世纪50年代的裙子,可惜事实上不曾用到豚鼠。皇家航空器研究所应召而来,把一组着装整齐的人体模型弄上飞机,升到巡航高度,然后把它们扔到海里。[①]不出哈罗德爵士所料,它们的衣服果真被撞击力剥掉了。这个现象得到了美国马林县的验尸官加里·埃里克森(Gary Erickson)的证实,此公为金门大桥的自杀者尸体做尸检:即便下落仅仅250英尺(76.2米),他告诉我,"鞋子一般也会吹掉,裤裆也撕裂,一个或两个后部口袋会不翼而飞。"

到末了,足够多的彗星航班残骸被找回来了,证实了哈罗德爵士的理论。结构性错误确实导致了两架飞机在半空分崩离析。为哈罗德爵士和法保罗夫镇的豚鼠脱帽致敬。

---

① 你或许和我一样想知道有没有人用尸体来记录在事故中自由下落的人的遭遇。我接触的最接近此事的论文是厄雷(J.C.Earley)的《身体终极速度》(*Body Terminal Velocity*)(日期是1964年)和卡特纳(J.S.Cotner)的《空气阻力对自由下落的人体速度的影响分析》(*Analysis of Air Resistance Effects on the Velocity of Falling Human Boclies*)(1962年)。可惜这两篇文章都没有发表。我确实知道巴利(J.C.Barley)在一项研究中使用了人体模型,题目中的"模型"一词加了引号,因此我怀疑几具捐献的尸体确实已经用于科研了。

丹尼斯和我到海滩附近的一家意大利馆子吃午饭，来得早了，顾客只有我们两个，这情况对我们饭桌上的那种谈话而言，过于安静了。每当服务员过来为我们的水杯子续水，我就闭嘴不言，好像我们在讨论某种绝密之事，或者某种极端私密的勾当。沙纳汉似乎不在意。服务员在我的色拉上撒胡椒粉似乎撒了一个星期，丹尼斯却滔滔不绝，"…… 用拉扇贝的拖网，找回一些较小的尸块 ……"

我问丹尼斯，知道他所知道的那些事，看到他所看到的那些事，他怎么还敢坐飞机。他说，大多数坠机事故，不是从3万英尺（9144米）撞到地上的。大多数坠毁在起飞和着陆之际，不是在地上，就是离地很近。沙纳汉说，在80%~85%的飞机坠毁中，有活命的可能。

这里的关键词是"有可能"。这意思是：如果按照联邦航空管理局所要求的机舱疏散演练那样进行，你会活下来。联邦条例要求飞机制造商在90秒内通过一半的紧急出口疏散全部乘客。可叹，在现实中，疏散很少像演练那样发生。"如果你看一下那些可能逃生的坠机事故，打开一半的紧急出口也是罕见的，"沙纳汉说，"除此之外，大家惊慌失措，乱成一团。"沙纳汉举了一个例子，是在美国达拉斯市的达美航空公司的事故。"逃生的机会太多了，很少有受伤的，但好多人是被火烧死的。他们拥挤起来，把紧急出口堵死了，出不去了。"在不严重的飞机失事中，火是头号杀手。不大的撞击就能引爆油箱，把一架飞机置于烈焰之中。装饰材料或者隔热材料燃烧，乘客就因吸进了高热空气和有毒气体而死。他们死了，是因为腿撞到前座上撞断了，不能爬出出口。他们死了，是因为乘客不能以有序的方式逃离起火的飞机。他们惊慌失措，互相拥挤和踩踏。①

航空公司就不能把工作做得好些让飞机防火吗？他们肯定能。他们可以安装更多的紧急出口，但他们不安，因为那意味着要撤掉几个座椅，收入就少了。他们可以安装喷水系统，也可以建造防撞的燃料系统，就像军用直升机的那种。但是，他们不干这个，因为这两项措施都增加过多的重量，更多的载重意味着更高的燃料费。

有时候为省钱可以牺牲人命，这是谁的主意？从表面上看，这是联邦航空管理局的主意。问题是大多数航空公司的安全改善举措，是从成本效益出发来评估的。为方程式的"利润"那边定一个数，就算得出每条获救的生命值多少美元。按照城市研究所在1991年的算法，你值270万美元。"那是一个人死了的经济费用，是此事对社会的效果。"跟我说话的联邦航空管理局的范·高迪说。这笔费用比购买原料的费用高得多，那么利润栏目里的那个数字就很少有足够大的时候，很难大到足以超过航空公司预算的开支。我问高迪为什么不安装肩部安全带，他就以此为例来解释。"经销部门就会说，好吧，如果你要安装肩部安全带，是为了在此后的20年挽救15条命，那就是15乘以200万美元，那就是3000万美元。"造飞机的部门回头说，"那要花费我们66 900万美元。"歇

---

① 在坠机中逃生，在这里还有一个窍门：你得是男人。1970年民用航空医学研究所研究了3起涉及紧急疏散的坠机事故，影响生存的最明显因素是性别（其次是离出口有多么近）。成年男性生还的机会最大。为什么？想必是因为他们把挡路的人推开了。

着吧，肩部安全带。

联邦航空管理局为什么就不回嘴说，"真难伺候啊。你们无论如何也要安装肩部安全带。"出于同样的原因，政府开始要求在汽车上装气囊，花了15年。管理部门没有牙啃。"如果联邦航空管理局想公布一项规定，他们就不得不为制造部门提供一份成本效益分析报告，发给制造部门，看他们说些什么，"沙纳汉说，"如果制造部门不喜欢他们看到的这个报告，他们就去找他们的国会议员。如果你是波音公司的，你在国会里就有巨大的影响力。"①

为联邦航空管理局说句公道话，这个机构最近批准了一个新的"惰性化"系统，把富含氮的空气打进燃料箱，以降低高度助燃的氧气的水平，进而降低像把800次航班弄下来的那种爆炸的可能性。

我问丹尼斯，他对阅读本书的读者有没有什么建议，他们不想在登机之际脑子却在转悠会不会成为堆积在紧急出口那里的一堆尸体中的一具。他说，那无非就是常识——坐得离紧急出口近一些嘛。蹲下来，避开上面的高热和烟。憋住呼吸，能憋多久就憋多久，如此你的肺就烫不着，也吸不进太多的有毒气体。沙纳汉更喜欢靠窗的座位，因为坐在过道旁边的人更容易被行李箱打中；在

---

① 为什么飞机至今不安装气囊，其理由该清楚了。无论你信不信，有人果真设计了一种飞机气囊系统，名曰"着陆管制系统"，把脚下、座位下和胸部气囊合为一体。1964年，联邦航空管理局甚至用人体模型测试过它，是在坠毁在亚利桑那州凤凰城外的山坡上的DC-7上进行测试的。一个用来对照的模型系着腰部安全带，系得低而紧，身体跟对折刀一样猛烈地折叠起来，头也掉了，而"着陆系统"保护的模型安然无恙。设计者受了第二次世界大战战斗机飞行员的启发：在坠机之前，他们的救生背心会膨胀起来。

高热之时，头顶的行李柜的门稍撞即开，里面的包箱就滚出来了。

在我们等着付账的时候，我问沙纳汉一个问题，在过去的20年，在每次鸡尾酒会上，都有人问他这个问题：坐在飞机的前头或者后头，哪个在事故中活命的机会更大？"那要看情况了。"他耐心地说，"要看是哪类的事故。"我变换了说法，又问同样的问题。如果他可以随便在飞机上选择座位，他更喜欢坐在哪儿。

"头等舱。"

第6章 死尸参军

与子弹和炸弹有关的棘手伦理问题

1893年，1月有3天，3月有4天，美国陆军医疗队的路易·拉·噶德（Louis La Garde）上尉，把武器对准了一群异乎寻常的敌人。那是一次史无前例的军事举措，他也将终生难忘。尽管拉·噶德身为外科医生，对战斗却不陌生。在1876年的保德河远征中，军队与敌对的印第安人的苏人部落遭遇，他勇敢战斗，得了勋章。拉·噶德身先士卒，向"钝刀酋长"发起冲锋。酋长起了这么个名字，我们只能假设那并不反映他心智和军事上的机敏或者素质，也不反映他不注意武器保养。

1892年7月，拉·噶德得到了奇怪而致命的命令。他将得到（信里说）一支新式的实验用步枪，口径0.30英寸（英寸＝2.54厘米）的"斯普林菲尔德"。他将带上这支枪，连同他的标准配置，一支0.45英寸的"斯普林菲尔德"，然后在次年的冬天向宾夕法尼亚州的法兰克福兵工厂做报告。这两支枪瞄准的，将是一些人，一排的人，光着身子，手无寸铁。他们光着身子、手无寸铁，并非那些人身上有什么与众不同的东西。要说他们最与众不同的，是他们已经死了。他们死于自然原因，然后给收拾一处（从哪儿收拾的，不得而知），作为陆军军械部做实验的对象。他们将被吊在靶场的顶棚滑车上，十几个不同的身体部位要被十几种不同的攻击方式射击（模拟不同的距离），然后接受尸检。拉·噶德的任务是比较这两种不同的武器对人类身体的骨骼和内脏造成的生理学影响。

批准对老百姓的尸体进行实验性射击的，美国陆军绝不是头一家。拉·噶德在他的书《枪伤》（*Gunshot Injuries*）中写道，大约从1800年以来，法国陆军一直"向死尸开火，是为教学目的，看看在战争中枪击的效果"。德国人也是一样，他们不厌其烦地把遭到挖苦的尸体绑在露天的架子上，在近似于真正的战场上的那种距离之外射击。甚至以中立著称的瑞士，在19世纪晚期，也批准了一系列军事损伤弹道学研究，在尸体上进行。西奥多·克切尔（Theodore Kocher），是瑞士的一位外科教授，也是瑞士国民军的一员（瑞士人不喜欢打仗，但他们有武装，其武器不限于红色的小刀兼开罐器），花费了一年的时间，用瑞士的"维特利"步枪射击五花八门的目标——瓶子、书、充水的猪肠子、牛骨头、人头骨，以及最后的两具完整的人类尸体。他的目的是要理解子弹伤人的机制。

克切尔（在某种程度上，拉·噶德也是一样）表达过一种愿望：他们用尸体进行弹道学研究，将产生更人道的枪战形式。克切尔竭力主张，战争的目的不是让敌人死，而仅仅是让他们失去战斗能力。为成此事，他建议限制子弹的大小，用比铅熔点更高的材料制造；如此一来，子弹就不大会变形，因此也较少破坏组织。

失能——失去能力，军火圈子里的人都知道——成了弹道学研究的圣杯。如何阻止一个人却不致残他或不致死他，但首先保证对方不会把你致残或把你致死？确实，1904年，拉·噶德上尉和他的那些挂起来的尸体又一次粉墨登场，是为提高遏制力。在西班牙和美国的战争后期，美军介入菲律宾，美军口径0.38英寸的"柯尔特"屡屡不能阻遏敌人。自此之后，解决这个问题一直是将军们日程中的头等大事。尽管0.38英寸的"柯尔特"足以应付"文明"战争——"对付玩命的日本兵也没有问题，"拉·噶德在《枪伤》中写道，"他们中了枪，无一例外地仰面而倒。"——但遇到"野蛮部落和疯狂的敌人"，显然就不是这么回事了。菲律宾摩洛部落的人，被认为既野蛮又疯狂："像摩洛人那么一个疯子，两只手都举着大刀，蹦蹦跳跳地往前冲，就必须用最大遏制力的射击对付。"拉·噶德写道。他讲了一个在战斗中异常活跃的部落人的故事，这人冲击美军的一个警卫单位。"当他在100码（1码 = 0.914 4米）以内的时候，整个警卫队都朝他开火。"然而，他竟然能向他们冲了大约95码，最终扑倒在地。

拉·噶德受到了美军作战部的敦促，调查陆军各种枪支、子弹快速阻遏敌人的效能。他断定，做成此事的方法之一，是射击挂起来的尸体，然后记录"晃动"的情况；"晃动"是通过"出现的扰动"来得到估计的。换言之，当你射击挂起来的躯干、胳膊或者腿的时候，看它们向后摆了多大距离。"如此举措基于这么一个假设：挂起来的不同重量的尸体的动量，以某种方式是互相联系的，是可以测量的；关于遏制力一事，这确实是有意义的，"埃文·马歇尔（Evan Marshall）说，他写过一本关于手枪遏制力的书 [书名是《手枪的遏制力》（*Handgun Stopping Power*）]。"如此做法，其实是从可疑的测试中取得可疑的数据。"

甚至拉·噶德上尉也最终意识到：如果你想知道一支枪在多大可能性上遏制一个人，你最好不要用这支枪在一个已经永久纹丝不动的东西上做实验。换言之，你得用活物。"获选的动物是芝加哥屠宰场待宰的肉牛。"拉·噶德写道。"肉牛"这个词把读过这本书的10～15个人搞得莫名其妙，因为在20世纪30年代之前，还没有"肉牛"这个词。毙了16头肉牛之后，拉·噶德有了答案：用大口径（0.45英寸）"柯尔特"左轮枪子弹射击三四次，即可放倒一头牛；而用小口径的0.38英寸的子弹，射击10来次也不见得能把它打倒。自此之后，美国军队信心十足地上战场，知道在母牛来犯的时候，他们的兄弟不会惊慌失措。

在大多数时候，在美国和欧洲，在武器创伤研究中遭受打击的，是地位低下的猪。在中国，在第三军医大学和中国兵工学会以及其他单位，挨枪的是杂种狗。在澳大利亚，如《第五届创伤弹道学讨论会论文集》(*Proceeding of the 5th Symposium on Wound Ballistics*) 所报告的，研究者瞄准了兔子。我们不禁猜测：不同的文化，选择将各自最厌恶的物种来做弹道学研究。中国人偶尔吃狗肉，可是，不把狗吃掉，狗对中国人也没有什么太大的用处或者感情寄托吧。在澳大利亚，兔子被视为祸害——英国人把兔子带到澳大利亚是为了打猎玩，结果兔子（就像兔子那样）大量繁殖，转眼20年过去了，兔子啃光了澳大利亚南方200万英亩（约为8094平方千米）的丛林。

就美国和欧洲的研究而言，厌恶一说不成立。让猪挨枪，不是因为我们的文化咒骂猪肮脏、令人作呕。让猪挨枪，是因为猪的器官太像我们的器官。猪的心脏与人心特别接近。山羊是另外的首选，因为山羊的肺和我们的相似。这是指挥官马琳·德梅奥（Marlene DeMaio）告诉我的，这位女士在美军病理学研究所（AFIP）研究人体防护。跟德梅奥谈过话，我得到了一个印象：用来自其他物种的零零碎碎的器官，拼凑起一个能够发挥作用的、完整的非人之人，是可能的。"人的膝盖与棕熊的最相似，"她是这么说的，然后她说了一句令人惊讶也不那么令人惊讶的话："人类的大脑最接近于6个月的泽西牛。"[1] 我在其他场合还了解到，鸸

---

[1] 据说绵羊的生殖系统有些部分和女人的相似，我不曾问过德梅奥这个，免得她断定我的智力和做派（我不知道）与棉铃虫相似。

鹈的髋关节与人类的髋关节一模一样。这个情况给弄得对人类好，对鹈鹕坏：在艾奥瓦州立大学，鹈鹕被弄瘸了，模仿骨坏死的那种架势，然后研究者把这些鹈鹕塞进、拖出CT扫描机，这是为了了解骨坏死这种病。

假如让我在作战部颐指气使，我会批准一项研究：不研究在中弹之后为什么人没有马上倒地，而是研究他们为什么常常马上倒地。如果失血导致意识丧失（大脑因此缺氧）需要10～12秒钟，那么为什么中弹的人常常当即倒地？此事不仅仅发生在电视上。

我向邓肯·麦克佛森（Duncan MacPherson）提出了这个问题，此公乃一可敬的弹道学专家，兼任洛杉矶警察局的顾问。麦克佛森坚称立刻倒地纯粹是心理效果。你倒地不倒地，取决于你的心灵状态。动物不知道中弹是个什么意思，因此动物很少表现出当即倒地这种情形。麦克佛森指出，被射穿心脏的鹿，常常跑出去40～50码（37～46米），然后倒地。"鹿不知道发生了什么事儿，因此它仅仅是干鹿的事儿，干了10来秒，然后它干不下去了。脾气不佳的动物，会利用那10秒钟反攻倒算。"另一方面，有人遭到射击，但不曾中弹——或者中弹了也不致命，子弹不曾钻进身体，只是非常痛——也立刻倒地。"我认识一个军官，他射击一个家伙，这家伙啪啦一声摔在地上，脸朝下，"麦克佛森告诉我，"他自言自语，'老天爷，我故意瞄准他身体中间，但我一定失手打了他的头。我最好是回到靶场再练练。'然后，他过去看看那个家伙，却见他毫发未伤。如果中枢神经系统不曾击中，任何发生过快的反应，全然是心理的。"

麦克佛森的理论可以解释拉·噶德年代军队遭遇的难处：他

们对付的是摩洛部落人，摩洛部落人想必不熟悉步枪的效果，继续干摩洛部落人的事，一直到他们干不下去了——这归咎于失血，以及紧随其后的意识丧失。有时候，敌人暂时无动于衷，其原因不仅仅是无知，不知道子弹的威力，那也可能是怒火中烧和单纯的意志。"很多家伙为忍耐疼痛而骄傲，"麦克佛森说，"他们身上打了很多窟窿，然后倒下。我知道洛杉矶警察局的一个侦探，0.357英寸（9毫米）的'马格南'大口径子弹打穿了他的心脏，他竟然能在倒下之前毙了那个朝他开枪的家伙。"

　　并非每个人都同意心理理论。有人认为，在中弹的时候，发生了某种神经超负荷。我和得克萨斯州维多利亚市的一个名叫丹尼斯·托宾（Dennis Tobin）的人有过交流，此人是一位神经学家，也喜欢玩枪，也是县候补司法副官，他也有一个理论。《手枪的遏制力》（Handgun Stopping Power）这本书的"一位神经学家对遏制力的看法"这一章是他写的。托宾设想：脑干有一个区域，名叫网状激活系统（RAS），为突然倒地负责。RAS会受到起于内脏中大面积痛感的脉冲的影响。[1] 在收到这些脉冲之际，RAS发出信号，弱化腿部的某些肌肉，由此导致人倒地。

---

[1] 麦克佛森反驳说，枪伤在开始时几乎是不痛的。18世纪的科学家和哲学家阿尔勃莱希特·冯·哈勒（Albrecht von Haller）的研究表明，痛与不痛取决于子弹打中了什么内脏。用活狗、猫、兔子和其他倒霉的小动物做实验，哈勒为痛与不痛的内脏分类。照他的估计，胃、肠、膀胱、输尿管、阴道、子宫和心脏是痛的，而肺、肝、脾和肾"少有感觉，我伤害这些器官，用刀刺，甚至将其切成碎块，而这些动物似乎不觉得痛"。哈勒承认这种研究在方法上有缺陷，最明显的缺陷，如他说的那样，是"动物的胸腔是打开的；遭受如此折磨，那就难以把另外加上的一点痛苦分辨出来"。

对托宾的神经学理论的有些不坚定的支持，可见诸动物研究。鹿或许会继续跑，但狗和猪似乎像人类那样反应。早在1893年，这个现象就得到了军事医学圈内人的注意。有一个名叫格里菲斯（Griffith）的人，是一位创伤弹道学实验家，他干的事情是记录"克拉格·乔根森"（Krag-Jorgensen）步枪在200码（183米）外射击活狗内脏的情况。他注意到，狗在肚子中弹的时候，"好像触电一般，当场就死。"格里菲斯觉得这很奇怪，因为像他在《第一届泛美医学大会会报》（*Transactions of the First Pan-American Medical Congress*）中指出的那样，"致命部位不曾中弹，这不能解释这些动物的瞬间死亡。"（实际上这些狗多半不像格里菲斯认为的那样立刻死亡。更可能的是，狗仅仅是倒地了，从200码之外看去，像是死狗。等到格里菲斯走完200码走到了狗的跟前，它们倒是真死了，因为失血而气绝。）

1988年，一位名叫戈冉森（A.M.Goransson）的瑞士神经生理学家，当时在隆德大学，把解开这一难题的重任扛在自己肩上。和托宾相似，戈冉森料想：关于子弹冲击的某种事情，在中枢神经系统里导致大规模的超负荷。因此，或许是没有意识到人类大脑和6个月大的泽西牛大脑之间的相似之处，他麻醉了9头猪，把它们的大脑连线到脑电图扫描器上，一次一头，然后射击猪的后臀。戈冉森报告说，为此任务，他使用了"高能飞弹"。真东西哪里像他暗示的那么煽情。这报告暗示，戈冉森博士钻进了他的汽车，开到他实验室之外的一段距离，向无助的猪发射了堪比战斧式导弹的某种瑞士武器；但是，实际上呢，有人告诉我，"飞弹"这个说法，其实仅仅是一种快速的小子弹。

在遭到射击之际，全部猪中只有3头表现出脑电图的大幅扁平；在有些例子中，振幅掉落了有50％那么多。因为猪已经被麻醉倒了，那就不可能说得上来脑电图的这种表现究竟是不是枪击导致的，戈冉森宁肯不考虑这个问题。如果猪已经失去了意识，戈冉森就没有办法知道这其中的机理。他鼓励进一步的研究，全世界的猪为此深感恼恨。

神经超负荷论的支持者指出，"暂时撑起空腔"是这种效果的本源。全部子弹，在进入人体之际，在周围组织中冲起一个空腔。空腔几乎立刻就缩回，但在它张开的那一刹那，他们相信，神经系统发布了大量求救信号——这似乎足以使神经环路超负荷，导致整个系统在门上挂起"钓鱼去了"的牌子。

这些支持者认为，撑起相当大空腔的子弹，因此就更可能提供必要的冲击力，以成就所吹嘘的"有效遏制力"这一弹道学目的。如果此说是真的，那么为了估计子弹的遏制力，你需要在空腔撑起的时候能够看看它。慈爱的上帝和"凯恩德与诺克斯"明胶公司（*Kind & Knox gelatin company*）串通一气，发明了模拟人类组织，就有理由了。

我现在要把一颗子弹打进与人类大腿最相似的一个东西里（除了人类大腿，没有比它更像人类大腿的）：6英寸 × 6英寸 × 18英寸的一块研究弹道学的明胶。弹道学明胶基本上是诺克斯公司食用明胶的一个改造版本。它比食用明胶厚实，构造得与人类组织的平均密度相符，但没那么丰富的颜色，也不含糖，更不大可能取悦食客。与尸体大腿相比，这种明胶的长处是它能够提供关于"暂时撑起空腔"的一个停滞景象。和真正的组织不同，模拟人体组织不缩回去：空腔僵住了，你就能判断它在弹道学上是什么类型，也保存了子弹飞行的一个记录。除此之外，你不需要对模拟人体组织做尸检，因为它是透明的；向它射击之后，你仅仅是蹲过去看看破坏情况。还有，你可以把它带回家，吃它，在30天里享用一种更有嚼头、更健康的指甲。

我喜欢其他种类的明胶产品，弹道学明胶用牛骨片和"新剥的"猪皮加工而成。在"凯恩德与诺克斯"公司的网站上，其技术性明胶用品列表，不包括模拟人类组织，这叫我相当吃惊；这个公司的公关女士没能回我的电话，同样叫我吃惊。你会这么想：一个公司，在其网站上赞美"头号猪皮油"的种种优点（"原料非常干净""可用油罐车或列车装载"）都觉得没有什么不妥，谈谈弹道学明胶也是可以的吧。但是，要理解明胶公司的公关，我得买几卡车或者几车皮猪皮油。①

我们的人类大腿复制品，是瑞克·楼顿（Rick Lowden）炮制出来的。楼顿是一位滑行材料工程师，他的专业领域是子弹。楼顿在田纳西的橡树岭国家实验室的能源部工作。这个实验室最为人知的事情，是它为曼哈顿计划（开发原子弹）负责钚的工作，如今实验室的研究面广得多，其研究项目一般也不那么为众人所知了。

楼顿，后来参加了对环境友好型的无铅子弹的设计，这种子弹

---

① 按照"凯恩德与诺克斯"明胶公司网站上的说法，用牛骨和猪皮明胶制造的其他产品，包括棉花糖、牛轧糖块填料、甘草精、小熊软糖、焦糖、运动饮料、黄油、冰激凌、维生素胶囊、栓剂，以及意大利腊肠外表那层讨厌的白皮。我此刻的想法，是如果你为疯牛病担心，那么你要担心的事要比设想的多得多。如果有什么危险的话（我不认为有什么危险），那我们就一块儿完蛋。因此，放松点，再吃块巧克力吧。

不需要军方为在事后清理而大笔破费。楼顿喜欢枪，喜欢谈枪。眼下他想跟我谈枪，他显然试图把话题拉到枪上，因为我一直要把谈话折回到死尸那里，楼顿明显不很喜欢谈尸体。你会这么想，一个男人，赞美空尖弹（"体积膨胀两倍，给人以重击"）都觉得没有什么不妥，谈谈死尸也是可以的吧，但显然不可以。在我提到射击人类的尸体组织的时候，他说，"你不恶心吗！"他接着弄出了一个怪声音，我记在笔记中的字是这么写的："哇呕！"

我们站在橡树岭靶场的一个棚子下，准备第一次遏制力测试。"大腿"放在我们脚边的一个开了盖的保冷箱里，安静地流着冷汗。大腿的颜色类似于炖猪肉的清汤颜色，这是因为还加了桂皮，以掩盖材料发出的动物油提炼厂的那种臭味，那味儿就像"大红"牌的口香糖。瑞克把保冷箱拿到目标桌子上，在30码外（27.4米），把代用品大腿安置在支架上。我和斯科蒂·道威尔（Scottie Dowdell）说话，他今天监督靶场。他对我讲这个地区的松树甲虫害。我指着靶子后面0.25英里处林子里的一片死松树。"就像那边那个样子吗？"斯科蒂说，不是。他说那里的松树死于枪伤。松树还能死于枪伤，这事儿我听着新鲜。

瑞克返回来，把枪架好，那其实不是枪，而是所谓"通用射弹器"——一个安装在桌子上的枪壳子，可以装上不同口径的枪管。一旦瞄准了，你拉一根细绳，把子弹射出去。我们正在测试几颗新式子弹，据说这子弹脆弱，这是说它在撞击之际会裂开。设计脆弱子弹是为解决"射入过深"或反弹的问题，就是说，子弹穿过受害者，从墙上弹回来，伤到旁观者和开枪的警察或者士兵。这种子弹在撞击之际的爆裂，有副作用：如果你被打中，子弹趋向于在你体内炸裂。换言之，它有可能具有确实、确实好的遏制力。它基本上像受害者体内的一颗小炸弹；因此，迄今为止，它主要是为"特殊武器和战术别动队"那样的行动准备的，如解救人质。

瑞克把扳机绳递给我，然后倒数3个数。明胶腿安置在桌子上，沉浸在阳光中，在田纳西安静的蓝天下晒着——"撒啦啦生活真快乐，当一块果冻多美好，我……"——嘣！

那块明胶跳到了半空，离开桌子，掉到草地上。如西部片明星约翰·韦恩（John Wayne）说的那样（或者说，如果他有机会，他是会这么说的），这块明胶不会强迫人必须出枪麻利。瑞克捡起它，把它放回架子上。你看得见子弹在这个"大腿"里的路线。子弹没有穿过，而是停在这明胶块里的几英寸处。瑞克指着撑开的空腔。"看那个，整个是能量释放，整个的失能。"

我问过楼顿，军火专家可曾像克歇尔和拉·噶德那样费过心思，设计具有遏制力的子弹，但不致残或者害命。楼顿又来了那种表情，在我说穿甲弹很"聪明"的时候，他就有这种表情。他回答说，军方选择武器，多少是看武器能在目标上导致多大的破坏，"无论目标是一个人还是一辆车。"遏制力测试用弹道学明胶，而不用尸体，这是另外一个原因。我们谈的不是那种会帮助人类挽救生命的研究，我们谈的是那种有助于人类夺人性命的研究。我设想你会争辩说，那或许有助于保住警察和士兵的生命啊——但是，只是他们必得先要别人的命。无论怎么说吧，如果你希望得到公众的支持，那就不要使用人类组织做测试。

当然，研究军火的人向弹道学明胶射击，另一个大原因是可重复性。如果你总是按照成法来做，结果总是一样。尸体大腿的密度与粗细各个不一，这取决于那腿的主人的年龄、性别，以及在他们停止用腿那一刻的体格。还有一个原因：打扫卫生，易如反掌。今天上午测试过的人造大腿，已经捡回来了，重归保冷箱——低热量甜点的不见血迹的集体坟墓。

弹道学明胶也并非能完全免于残破。楼顿指着我的运动鞋的鞋头，"你鞋上沾了一点假大腿。"

瑞克·楼顿不曾向死人开枪，尽管他有机会。他曾经为一个项目工作，和田纳西大学的人体腐烂研究所合作，目的是开发一种子弹，能不受死尸中酸性物分解出来的产物的腐蚀，以帮助刑侦学专家在案发多时之后破案。

楼顿不把子弹射入实验用的尸体中，而是匍匐在地，拿着手术刀和镊子，用手术办法确定子弹在哪儿。他解释说，他之所以这么做，是因为他希望子弹停止在一些具体的部位：肌肉、脂肪组织、颅腔、胸腔以及腹部。如果他把子弹射入组织，子弹或许穿过身体，最终钻进土里。

他如此做法，还因为他觉得他只能那么做。"我的感觉，是我们不要向身体射击。"他想起另外一个项目，他在项目中要开发一种模拟人骨，可以把它塞在弹道学明胶中，很像浮在果冻里的香蕉和菠萝小块。为了把模拟人骨搞得标准化，他需要射击一些真正的人骨，然后把模拟人骨和真东西进行对照。"有人提供了16条尸腿，供我射击。能源部告诉我，如果我射击人腿，他们就终止我的项目。我们就不得不朝猪臀开枪了。"

楼顿告诉我，军火专家甚至担心射击刚刚宰杀的家畜扯出的政治纠纷。"很多伙计不干这个。他们到商店买个火腿，或者从屠宰场弄条腿回来。即便那样，他们许多人也不公开他们做的事情。那么做仍然不体面。"

我背后10英尺，有一只土拨鼠，嗅着空气，不幸把家安在这里。这动物的大小相当于人的大腿的一半。如果你用那种子弹射击这只土拨鼠，我对瑞克说，那会怎么样？它会完全被崩得不见踪影吗？瑞克和斯科蒂面面相觑。我的感觉是：和射击土拨鼠相关的不体面，是小得不能再小了。

斯科蒂把子弹箱关上。"弄出好多笔墨官司，那就是可能会发生的事儿。"

只是到最近，军方重新涉足由公家出钱的尸体弹道学研究。正如你会设想的那样，研究的目的绝对是人道主义的。去年，在美军病理学研究所（AFIP）的弹道投射物创伤研究实验室，指挥官马琳·德梅奥给尸体穿上新研发的防弹背心，然后用现代子弹射它的胸部。这个主意是在装备部队之前，要验证制造商的自称自诩。身体防护设备制造商关于有效性的那些说法，显然不总能得到信任。莱斯特·罗恩（Lester Roane）是独立弹道学与身体防护测试机构H.P.怀特实验室的首席工程师。按照他的说法，公司不做尸体试验，H.P.怀特实验室也不做。"任何人客观而逻辑地看它，都不应该对尸体试验说三道四。"罗恩说，"那就是死肉嘛。但出于某种理由，那是某种政治不正确的事儿，在有政治不正确这个说法之前就是如此。"

德梅奥的尸体测试，是一种明显的改善，胜过军方测试防弹背心的老办法：在朝鲜战争的"野猪行动"中，多伦公司检验防弹背心的办法，仅仅是把它们发给6000名士兵，然后比较他们和穿普通背心的士兵的遭遇有什么不同。罗恩说他曾经看到一个录像，是美国中央警察部拍摄的：让警官们穿上防弹背心，然后向他们射击，就是为了试验那种背心。

设计身体防护设备的窍门，是把它做得厚实，足够不凹陷，以便挡住子弹，但又不很重、不很热、不那么难受，否则警官们就不喜欢穿了。你不希望的事情，吉尔伯特群岛上的那些人以前遭受过。我在华盛顿特区看望德梅奥的时候，驻足在史密森国家自然历史博物馆，我在那里看到了一个来吉尔伯特群岛的护甲。密克罗尼西亚战争太厉害、太血腥，吉尔伯特群岛的武士们从头到脚覆盖着擦鞋垫那么厚的护甲，是用椰子壳里的纤维搓成的。穿着这种东西上战场，模样像个挂着流苏的播种机；除此巨大的耻辱外，事实是：这护甲太笨重，需要几个扈从帮忙才穿得上。

就机动的尸体而言，德梅奥给尸体穿了防护，然后连接在加速计和称重传感器上，如此这般是跟胸骨有关，是为了记录冲击力，是为研究者提供关于护甲内的胸脯所遭遇的事情的一种详细的医学理解。使用某种口径更恶毒的武器，尸体们遭受长久的肺部撕裂和肋骨断裂，但是没有什么事情会转变为一种能够把你杀死的创伤——假如你已经是一具尸体的话。还有另外一些测试也计划好了，目的是用汽车工业的那种生产线来制造测试用的人体模型——因此，有朝一日尸体就用不着了。

因为她曾经建议使用人类尸体，德梅奥就得到了劝告，以后出言要极其慎重。她得到了3个机构的审查委员会、一位军事法律顾问和一位坚定的道德家的开恩，这个项目终于得到了批准，但有约在先：不准打穿，子弹必须停在尸体皮肤之下。

德梅奥气得翻白眼吗？她说她不生气。"我在上医学院的时候，我习惯于这么想，'行了，理性一点，成吗？你们知道，人都死了嘛，他们也都捐献了尸体嘛。'等我参与这个项目，我明白了：我们是公众信任的一部分；即便公众在科学上没有道理，我们也必须照顾大家的情感关怀嘛。"

在制度层面上，慎言慎行乃是由于担心法律责任，担心令人不快的媒体报道，还担心资金被撤回。我与约翰·贝克上校谈过，此公是赞助德梅奥研究项目机构之一的法律顾问。这个机构的头儿希望我自我约束，不要提到机构的名称，而是把它叫作"华盛顿的一个联邦机构"。他告诉我，在过去的20来年，民主党议员和念念不忘预算的立法委员，曾经试图让这个地方关门大吉，比方说，吉米·卡特、比尔·克林顿以及"善待动物组织"的人。我有一种感觉：我请求一次采访，就把这个人搞得精神崩溃了，就跟能源部的橡树岭靶场后的许多松树似的。

"麻烦的是，某些顽固的人会吓一跳，他们会提起诉讼，"贝克上校说，他坐在华盛顿的一个联邦机构的写字台之后。"再说，这个领域中无人懂法，除了良好的判断力，你没什么可指望的。"他指出，尽管尸体没有权利，但其家人有。"我可以想象，有些官司起于感情上的痛苦……在公墓里你就看到有这样的案子，公墓管理者任由棺材烂掉，尸体从棺材里跳出来了。"我回答说，只要你有基于知情基础上的同意书——一份经过捐献者签过字的协议，说他愿意把他的遗体贡献给医学研究——那些顽固的人似乎就赢不了官司。

棘手之处是"基于知情基础上"这么一种措辞。在大家捐献其遗体的时候，无论遗体是他们自己的，还是他们亲人的，他们通常无心了解遗体可能遭遇的那些可怕的细节——这么说是公道的。如果你真的把那些细节告诉他们，他们或许就变卦了，要撤回同意书。事儿又来了，如果你打算拿枪射击尸体，你最好是把丑话说在前头，然后得到同意。"对人的尊重，包括把信息告诉他们，尽管那会引起他们感情上的不快。"埃德蒙·豪说。此人是《临床伦理学期刊》(*Journal of Clinical Ethics*)的编辑，他对马琳·德梅奥的研究建议做了这番评论。"尽管你可以不这么办，也省得他们不安了，因此在伦理上也没有什么伤害了。但是，隐瞒对他们或许重要的信息，其阴暗面是会在一定程度上亵渎他们的尊严。"豪建议第三种可能的办法。让死者家人做选择：他们愿意听一下所捐献的尸体会遭遇的那些具体情况呢（那或许令人不安），还是宁肯不听？

这是一种微妙的平衡，说来说去，归于措辞的方式。贝克评论说，"你其实不想对一个人说，'这个，我们要做的事情嘛，是解剖眼球。我们把眼球拿出来，放在桌子上，然后我们把眼球切割得越来越精细。一旦这个做完了，我们会把这些东西收拾起来，放在一个防止生物危害的袋子里，尽力把遗体的各部分都规整在一块儿，如此一来我们就能把剩下的无论什么东西还给你们。'这听起来太可怕了。"可话说回来，"医学研究"这说法含糊不清。"你不如这么说，'我们大学想要了解的主要内容之一，是眼科学。因此，我们在这里使用很多眼科学的材料。'"如果某人有心把这番话理解个透彻，那就不难得出结论：一个穿着白大褂的人，无论如何都会把你的眼球从你的头里切出来。但是，大多数人都无心把这番话理解个透彻。他们在意目的，不在意手段：某一天，有一个人的视力会因此而保得住。

弹道学研究，是特别麻烦的。把某人爷爷的脑袋割下来，然后朝他的脸开枪——你怎么判断此事不坏？在你这么办的时候，即便你的理由是搜集数据，以确保无辜老百姓脸上挨了子弹但不致命将不会遭受毁容的破碎之苦。另外，把某人爷爷的头割下来，然后拿枪打它，你又怎么下得了手？

我向辛迪·伯尔（Cindy Bir）提出了这些问题。她干的正是刚才说的那号事儿，我是在韦恩州立大学遇到她的。伯尔习惯了向死人射子弹。1993年，美国"国家司法研究所"（NIJ）责成她记录各种非致命子弹的打击效果：塑料子弹、橡皮子弹、沙粒弹等。在20世纪80年代后期，警方开始用非致命子弹，那是他们在需要镇压老百姓的时候——多半是些暴徒和动武的精神病人嘛——但不把他们置于死地。从那之后，"非致命"子弹证明是致命的，案例有9起，这促使国家司法研究所让伯尔看看这些不同的子弹究竟是不是致命，目的是再也别让它致命。

针对"把某人爷爷的头割下来，你怎么下得了手？"这个问题，伯尔回答说，"谢天谢地，鲁汉替我们干那个。"（竟然和为汽车撞击准备尸体的那个伙计重名。）她又说，非致命子弹，不是用枪发射的，而是用空气炮打出去的，因为这么做既精确，也较少惊扰。伯尔承认："了结此事，我还是很高兴的。"

和大多数其他尸体研究者一样，伯尔也对付内心同情和漠然这两种交织的情感。"你以尊重之心来对待他们，你好像是把这么一个事实分离出来了……我不想说他们不是一个人，但是……

你得把他们视为标本。"伯尔受的是护士训练，却不知怎么觉得死人更容易相处。"我知道他们没有感觉，我知道我们不会伤害他们。"即便训练有素的尸体研究者，也有这样的时候：你手头的工作，怎么看怎么不像是科学举措。对伯尔而言，这种感觉和她把子弹射入试验对象这个事实无关。却有这样的时刻，标本走出了它那无名无姓的状态、它的物性，返回了往昔它身为人类的那种存在。

"我们收到过一个标本，我下去帮助鲁汉。这位先生想必是直接从疗养院或者医院来的。"她回忆，"他穿着T恤衫和法兰绒的睡裤。我打了一个激灵……这可能是我爹。以后呢，又有一个，我跑去看——很多时候你去看标本，是希望它别太胖（搬不动）——这个人穿着我老家医院的罩衣。"

如果你确实想彻夜不眠，为官司和恶意炒作而忧心忡忡，那么就在一具自愿献给科学的尸体旁边引爆一颗炸弹。在尸体研究的世界中，这或许是最板上钉钉的忌讳吧。确实，作为爆炸的目标，被麻醉了的活动物，一般被认为是比人类尸体更可取的。国防原子武器开发局1968年的一篇论文，题目是《人体对空爆直接效果的忍受力估计》（*Estimates of Man's Tolerance to the Direct Effects of Air Blast*）（空爆，当然是来自炸弹的爆炸），研究者在其中讨论试验性炸弹对家鼠、仓鼠、大鼠、豚鼠、兔子、猫、狗、山羊、绵羊、小公牛、猪、驴、短尾猴的效果，但没有讨论到研究的真正被试者。没有人把尸体绑上雷管，看看会发生什么。

我给一个名叫艾瑞思·马克瑞斯的人打了电话，他在加拿大的一个名叫"米德-英格系统"（Med-Eng Systems）的公司工作，为扫雷设计防护服。我把国防原子武器开发局那篇文章的内容告诉了他。马克瑞斯博士解释说，为了估计活人对爆炸的忍耐力，死人不总是最好的模型，因为死人的肺是扁的，不干肺通常干的事情。炸弹的冲击波对身体最容易压缩的组织破坏最大，那就是肺里的组织了，特别是微小而娇嫩的肺泡。血液拾取氧气、丢下二氧化碳，就发生在肺泡里。爆炸冲击波挤压并撕破肺泡，血液就渗到肺里，把人淹死了。这有时候很快，10~20分钟，有时候长达几小时。

马克瑞斯承认，除了生物医学的问题之外，研究人对爆炸的忍受力的小伙子们多半没有很强的动机与尸体打交道。"那有巨大的伦理或者公关挑战，"他说，"把尸体炸毁一直就不是个习惯做法：请把你的遗体交给科学，那样我们就能把它炸掉。"

最近一个小组知难而上。罗伯特·哈里斯（Robert Harris）中校和另外一些医生组成的一个小组（那些医生来自位于休斯敦的萨姆休斯敦堡美国陆军外科研究所的四肢创伤研究部）招募了几具尸体，用来测试5种靴子。这些靴子，或者是陆地扫雷队常用的，或者是新上市的。从越南战争以来，就有一种长久的传言，说凉鞋是扫雷用的最安全的鞋子，因为凉鞋把鞋子本身的碎片导致的创伤最小化。鞋子碎片会炸进脚里，就像榴霰弹一样，在创伤之上雪上加霜，并且有感染的危险。但是，没有人曾经在一只真正的脚上试验凉鞋，也没有人用尸体测试制造商兜售的那些据说比一般战靴更安全的鞋子。

下肢评估项目的无畏者登场了。开始于1999年，来自达拉斯医学院尸体捐献项目的20具尸体，一具一具地被绑在一个可移动爆炸防护罩的顶棚挽具上。每一具尸体的脚跟和踝关节都装了应变计和称重传感器，穿上6种靴子。有些靴子自称有保护作用，手段是把脚抬离爆炸，而爆炸力很快变弱；另外的靴子的保护作用据说是借助于吸收或者分散爆炸的能量。尸体被摆成标准的行走姿势，脚跟着地，好像信心十足地赴死一般。每一具尸体，从头到脚装备着常规作战服，更增加了逼真的效果。在多此一举的现实主义手法之外，军服还赋予了一定程度的尊重，这种尊重是浅蓝色的紧身衣所缺乏的，起码在美军眼里看来是这样。

这项研究的人道主义好处，超过了对尊严的任何潜在轻慢，哈里斯觉得对此有信心。然而，对于有无可能把这次实验的具体细节告诉死者家人，他咨询了尸体捐献项目的管理者。他们的建议是反对这么做，这既是因为不必让已经心平气和地决定捐献遗体的死者家人"再度悲伤"，也是因为在你细述实验的那些真相的细节之际，对一具尸体的任何用法其实都可能令人不安。如果尸体捐献项目的协调人需要和下肢评估实验所用的遗体的家人联系的话，那么，关于用来做跌落断腿实验的尸体，或者就事论事地说，在大学校园的解剖室中的尸体，研究者是不是也必须与他们的家人取得联系呢？如哈里斯指出的那样，爆炸测试与解剖课上的解剖这两者之间的区别，在本质上是一个时间的延续问题。前者延续一刹那，后者延续一年。"到末了，"他说，"事情看起来几乎是一样的。"我问哈里斯，他是否计划把他自己的遗体献给研究。对这个问题，他脱口而出，"我一直在说，'在我死后，利利索索地把我放在那儿，把我炸掉。'"

假如哈里斯用替代性的"模型"腿而非尸体也能做他的研究，

他就不用尸体了。如今，有几种很不错的替代品，是由澳大利亚国防科学与技术组织开发的。（在澳大利亚，一如在其他英联邦国家，用人类尸体进行弹道学与爆炸测试是不被允许的。有些措辞就显得好笑了。）用来制造"可破碎替代腿"的那种材料，对爆炸的反应类似于人腿材料的那种反应。比方说，它用塑料做骨头，用弹道学明胶做肌肉。2001年3月，哈里斯把一条澳大利亚腿置于地雷爆炸中（他用同样的地雷炸飞过尸体），为的是看一下相关的结果。令人失望的是骨头断裂模式不知道为什么走样了。在目前，主要的问题是费用。每一条"可破碎替代腿"（不可再用）耗资大约5000美元；一具尸体的费用（包括运输、艾滋病病毒与丙型肝炎检查、火化等）一般低于500美元。

哈里斯设想，琢磨出制造代用品的窍门，以及价格的降低，仅仅是个时间的问题。他盼望着那个时代的到来。代替品之可取，不仅是因为涉及地雷和尸体的实验在伦理上说是棘手的，也是因为尸体是不一样的。尸体越老，骨头越细，组织越缺乏弹性。就地雷研究而言，年龄是特别地不相符：扫雷者的平均年龄是20岁，而被捐献的尸体平均在60岁。这类似于在满屋子的京剧迷中做摇滚乐的市场调查。

直到当时，英联邦国家的地雷专家日子难过，他们不可用整尸。英国研究者测试靴子，转而用截肢的腿。这个做法广遭批评，乃归咎于如下事实：这些腿一般有坏疽或者糖尿病并发症，这不是健康腿合适的模仿品。另一个小组试图给骡鹿的后腿穿上新型防护靴，以便测试。鉴于鹿没有脚趾头和脚跟，而人类缺少蹄子，我就果然不曾听说哪个国家把骡鹿雇来扫雷。这种研究有什么价值，很难想象——尽管稍微有些娱乐性。

下肢评估项目，就其本身而言，结果是一项有价值的研究。凉鞋神话得到了一点证实（穿凉鞋和穿战斗靴的伤情差不多一样严重），有一种靴子——"米德-英格"公司的蜘蛛靴子——脱颖而出，是对标准配置靴子的一种实实在在的改进（尽管要得到肯定，还需要更多的样本）。哈里斯认为这个项目是一个成功，因为就陆地地雷而言，得到一点保护也意味着受害者在医学上的结果大大不同。"如果我能够挽救一只脚，或者把截肢这种事情限制在膝盖以下。"他说，"那就是胜利。"

人体创伤研究，关注最可能意外地致残或者致死人类的那些事情（我们最需要研究和理解的事情），因此做这项工作是不幸的，这些事情也最可能使研究用的尸体支离破碎：车祸、枪击、爆炸、运动事故。没有必要用尸体来研究装订机扎伤了手指头，没有必要用尸体来研究人类对不合脚的鞋子有多大的忍受力。"为了能够保护人不受危险的伤害，无论那是来自汽车还是炸弹。"马克瑞斯评论说，"你都必须把人类置于极限状态。你不得不面对破坏。"

我同意马克瑞斯博士的看法。这意味着我会允许某个人把我死去的脚炸掉，以此挽救北约地面上的扫雷兵的脚吗？正是如此。我会允许某人用非致命枪弹射击我死去的脸，以此帮助避免致命的事故吗？我认为我会允许。什么是我不允许某人在我的遗体上做的事情呢？我只能想起我所知道的一种实验：如果我是一具尸体，我不想与之有瓜葛。这种特别的实验，不是以科学、教育、安全的汽车或者保护士兵的名义来做的。那是以宗教的名义做的实验。

第 7 章　神圣的尸体

十字架实验

那是1931年。法国的医生和医学院的学生们聚首巴黎，参加一年一度的拉埃奈克会议（Laennec conference）。有一天将近中午，来了一位神父，身着长袍，戴着天主教会的罗马式白领圈，胳膊底下夹着一个旧皮包。他自报家门，名曰亚梅哈克神父（Father Armailhac），来此是为得到法国最优秀的解剖学家们的高见。公文包里是"都灵裹尸布"的若干特写照片。那是一方亚麻布，信者坚称：耶稣被从十字架上给弄下来的时候，就包在这方布里安葬。这裹尸布的真伪，当年就有人怀疑，如今也是一样，于是教会就求助于医学，看看布上的痕迹是否与解剖结构和体格的真实情况相符。

皮埃尔·巴贝特（Pierre Barbet）医生，是一位大名鼎鼎、不知谦虚的外科医生，把亚梅哈克神父请进他在圣约瑟夫医院的办公室，爽快地自任这份工作。"鄙人精通解剖学，教授此课为时已久，"在《身临骷髅地的医生：一位外科医生讲述我主耶稣基督的激情》（*A Doctor at Calvary*：*The Passion of Our Lord Jesus Christ as Described by a Surgeon*）这本书中，他记得这么告诉过亚梅哈克神父。"我与尸体密切接触，时有13年矣。"下一行说道。你得假定教学工作量与密切接触尸体的年岁是一码事，可谁知道呢。他把他家里的死人藏在地窖里，也说不定。

关于我们的巴贝特医生，我们所知不多。我们仅仅知道，为证明裹尸布的真实性，他非常尽心，或许尽心得有些过分了。仅仅一天之后，他就在他的实验室里，往一具尸体的手脚上钉钉子。这尸体的模样像精灵，头发像爱因斯坦——这是许多无人认领的尸体中的一具，给送到巴黎的解剖室是理所当然的。他把这具尸体钉在了他自造的一个十字架上。

巴贝特盯住了裹尸布上的两道细长的"血迹"，[1]那该是从裹尸布上右手背的"压痕"处流出来的。这两道污迹来源相同，但走的路径不同，角度不同。第一道，他写道，"斜向往上、往里（从解剖学上看，这痕迹的形状好像一个士兵在冲锋），到达前臂的尺骨缘。另一道流痕，更细、更曲折，向上走到肘关节。"听听此番关于士兵的高论，我们由此早早地瞥见了随着时间而变得清晰起来的那号事儿：巴贝特是某种怪人。我的意思是，我无意于冒犯，但谁能用战斗的想象来描绘血液流动的角度呢？

　　巴贝特断定这两道流痕的来历，乃是耶稣试图替换着把自己提起来，但体力不支而委顿，终至悬挂在手上。因此，那两道来自钉子伤的血迹走着两条不同的路，这取决于他当时的姿势。耶稣之所以这么做，按照巴贝特的理论来看，乃是因为当人挂在胳膊上的时候，呼吸就变得困难，耶稣挣扎着免于窒息。然后，过了一会儿，他的腿疲劳了，他就重新委顿下去。巴贝特援引了一个用于第一次世界大战期间的拷问技术，来支持他的观点。把受害者两只手绑起来，然后把他吊起来。"绑着手把人吊起来，导致多种痉挛和抽搐。"巴贝特写道，"最终痉挛和抽搐蔓延到吸气肌肉，使呼气不能；受刑的人不能排空肺部，窒息而死。"

　　巴贝特运用裹尸布上传说是血迹的角度，来推测十字架上的

---

[1] "都灵裹尸布"上果真有血液吗？按照已故的化学家与裹尸布行家艾伦·亚迪尔（Alan Adier）做的法医学实验，答案几乎是肯定的。按照《都灵裹尸布研究》（Inquest on the Shroudie of Torino）的作者乔·尼克尔的说法，答案几乎是否定的。在著名的科学打假小组科学调查奇异断言委员会的网站上的一篇文章里，尼克尔说对所谓"血液"的法医学检测表明那是红赭石和蛋彩画的朱红颜料的混合物。

耶稣必得采取的两种姿势：在委顿的姿势中，他推测伸出的胳膊与十字架的横木成65度的夹角。在引体向上的姿势中，胳膊与横木成70度夹角。巴贝特接着试图证实这一点，使用的是从城市里医院和贫民院送到解剖系的那些无人认领的尸体中的一具。

巴贝特把尸体搬回他的解剖室，就立刻动手把它钉在一个自造的十字架上。他接着把十字架竖起来，等着垂到不能再垂，测量两条胳膊之间的角度。瞧啊，果真是65度。（由于尸体当然不听劝说做引体向上，第二个角度就无法证实了。）巴贝特书的法语版本里有一幅那个钉在十字架上的死人的照片。我们只能看到那具尸体的腰部以上，因此我说不上来巴贝特是否按照耶稣的做派打扮他，给他套上尿布似的下装，但我说得上来他和说单口相声的斯波尔丁·格雷出奇地相似。

巴贝特的想法提出了一个解剖学的难题。如果耶稣的腿撑不住了，他就被迫把全部的体重吊在钉在十字架的手掌上，那么钉子不会把肉撕开吗？巴贝特想，事实上耶稣莫不是被钉了更结实、骨头更粗的手腕，而不是钉了手掌。他决定做一个实验，这在《身临骷髅地的医生（A Doctor at Calvry）》中讲得详细。这一次，他不把一具尸体折腾到十字架上，他把一条孤零零的胳膊钉在上面。不等少了这条胳膊的那具尸体被搬出屋子，巴贝特就把锤子拿出来了：

> 把一条胳膊的2/3从一个强壮的男尸上截下来，我把大约1/3英寸粗的方钉（耶稣受难的那种钉子）打进掌心……我小心翼翼地把100磅的重物挂在肘部（一个6

英尺高的男子的一半体重）。10分钟之后，伤口拉长；我于是适当地晃动了一下这整个的东西，我看到钉子突然从两根掌骨之间的缝隙中划开一道口子，把皮肤撕裂得很长……再次轻轻晃动，把剩下的皮肤撕掉了。

在此后的几个星期中，巴贝特撕裂了12条胳膊，试图在人类的腕关节发现一个合适的点，以便钉入一根1/3英寸粗的钉子。强壮的男人，手有轻伤，此时不可访问皮埃尔·巴贝特医生的诊室。

最后，巴贝特那把忙碌的锤子在他认为是钉子通路的真正位置上找到了路径：德斯托宽隙，即手腕处的两根骨头之间的一个豌豆大小的缺口。"每一次，"他写道，"钉子尖自己就找到了方向，好像滑进了漏斗一般，然后就自动找到了那个等着它进入的空隙中。"好像神的干预也适用于钉钉子。"这个点，"巴贝特继续得意扬扬，"正是裹尸布上钉子痕迹的所在，没有哪个造假者知道这个点……"

接着来了弗雷德里克·祖吉毕（Frederick Zugibe）。

祖吉毕是纽约州洛克兰县的一位冷峻而忙碌的验尸官，参加世界各地的所谓"裹尸布会议"，探讨十字架受难和"江湖骗术"，以此打发闲暇。如果你给他打电话，他总说可以腾出时间来；但是，事情很快就清楚了：在通话的当口，闲暇是祖吉毕缺少的某种东西。用什么方法来判断对基督的每只手的拉力，他正把这个问题解释到一半，他的声音却从电话上离开片刻，然后回来，接着说，"抱歉，一具9岁孩子的尸体，爸爸把她打死了。我们刚才说到哪儿来着？"

证明"都灵裹尸布"的真伪，不是祖吉毕的任务——我猜那是巴贝特的任务。祖吉毕在50年前对十字架的研究感兴趣，当时他是个生物学的学生，有人让他读一篇论文，说的是十字架的医学方面。论文中的生理学信息不准确，这叫他吃惊。"因此，我就把它弄个水落石出，写了一篇学期论文，开始感兴趣了。""都灵裹尸布"让他感兴趣，仅仅是因为它可能（假如它是真的）提供关于十字架酷刑的大量生理学信息。"当时我遇到了巴贝特。我想啊，哟嗬，这事儿叫人兴奋。他必定是个聪明的主儿——两道血流等。"祖吉毕开始做自己的研究。一个接着一个，巴贝特的理论土崩瓦解了。

和巴贝特一样，祖吉毕也建立了一个十字架。这个十字架在纽约市郊他的车库里，一直竖了40年——在2001年有几天例外，是为拿出去修理（横木歪了）。他钉的不是尸体，祖吉毕使用活的志愿者，前后有几百人。在他开始研究的时候，从当地的一个宗教团体"圣弗兰西斯第三教团"中，他招募了区区100位志愿者。你必须为这些实验对象付多少钱？一分钱也不花。"他们该给我钱，"祖吉毕说，"人人都想上去，看看那是个什么感觉。"那当然啊，祖吉毕用的是皮带，不用钉子。（在这么多年里，祖吉毕时不时地接到志愿者的电话，他们要来真的。"你相信？一个女孩给我打电话，想让我真的用钉子钉她。她所属的那个团体，往脸上镶金属片；他们做手术改头换面，他们把舌头割分叉，还把那些东西放在阴茎里。"）

在他开始把人弄在十字架上的时候，祖吉毕注意到的第一件事情，是没有一个人呼吸有麻烦，即便他们在上面待了45分钟。

（他怀疑巴贝特的窒息一说，也对巴贝特的折磨一说嗤之以鼻，因为那些人的手直接吊在头顶，而不是分开了挂在两边。）祖吉毕的实验对象也没有不由自主地引体向上。实际上，在一个不同的实验中，在你要求他们这么做的时候，他们也不能这么做。"在那个姿势上，双脚蹬不到十字架，要做引体向上完全是不可能的。"祖吉毕如此断言。另外，他指出，那两道血流在手背上，而手背被紧压在十字架上。如果耶稣引体向上，然后又委顿下来，那么从伤口中涌出的血应该早就涂抹成一片了，而不会整整齐齐地分为两道。

那么，什么东西导致裹尸布上的那两道著名的痕迹？祖吉毕设想，那是在耶稣被人从十字架上弄下来清洗的时候留下的。清洗扰动了凝固的血，少量的血会流出，并且在遇到尺骨茎突之际就分为两道细流（尺骨茎突是手腕的小指那边的突块）。祖吉毕想起来，在他的实验室里，他曾经看到一个中弹的人就是像那样流出了血。他验证他的理论，手段是清洗刚刚来到他实验室的尸体伤口上的干血，看看是否有少量血液会渗出来。"几分钟之内，"他在裹尸布的刊物《寿衣》（Sindon）发表的文章中写道，"一条细小的血流出现了。"

关于德斯托宽隙，祖吉毕然后注意到巴贝特犯了一个解剖学上的低级错误。不像巴贝特在他的书里聒噪的那样，德斯托宽隙并不精确地就在"裹尸布上的钉子痕迹之处"。"都灵裹尸布"上的手背伤，显得是在手腕的拇指那一边，而任何一本解剖学课本都证实德斯托宽隙是在手腕的小指的一边，而巴贝特确实把他的钉子打进了尸体手腕的小指的一边。

祖吉毕的理论主张：钉入耶稣手掌的那根钉子，有一个角度，结果从手腕的背部钻出。祖吉毕有他自己品牌的尸体证据：一些在44年前拍摄的照片，拍的是一个在他的实验室里的谋杀案的受害者。"她遍体遭受野蛮的刀刺，"祖吉毕回忆说，"我发现了一处由自卫动作导致的伤口：她举起手，为了保护脸免遭恶毒的攻击。"尽管入口伤在手心里，但那把刀显然以某种角度前进，结果在手腕的拇指一侧的背面钻出来。进刀的路径显然不曾遇到什么阻挡：X光照片不曾显示有骨头被切断。

在前文提到的《寿衣》杂志中的那篇文章，有一幅祖吉毕和他的一位志愿者的合影。祖吉毕穿着过膝的白大褂，在照片上正在调整固定在那人胸脯上的一个生命体征感受器。那个十字架几乎碰到天花板，居高俯视着祖吉毕和他的那一套医学监视仪。这位志愿者赤身裸体，但穿着健身短裤，留着热情洋溢的胡子。他的表情，类似于一个在等公共汽车的人，一副事不关己高高挂起的神态。这两个人都没有意识到有人在给他们拍照。我认为，当你投身于这么一种实验的时候，你会为外界留下什么怪异的印象，你简直是没有感觉了。

毫无疑问，巴贝特看不出这有什么奇怪或者不对头的地方：把尸体用作教授解剖学的手段，或者用作模拟十字架酷刑的被试者，以便向怀疑者证明神奇的"都灵裹尸布"是真东西，都是差不多的事情嘛。在《身临骷髅地的医生》这本书的前言里，他写道："我们这些身为医生、解剖学家和生理学家的人，我们这些明白事儿的人，应该大声宣布这么一个可怕的真理：我们可怜的科学不应该满足于解除同胞们的痛苦，还应该有更大的抱负，要对他们进行启蒙。这确实是至关重要的。"

依我看，没有什么"更大的抱负"比得上"解除同胞们的痛苦"——宗教宣传这么一种抱负，肯定不算回事。有些人（我们将见到他们），在完全死了的时候，也能解除他们同胞的痛苦与苦难。如果曾有一具尸体有资格当圣人，他们将不是挂在十字架上的我们的斯波尔丁·格雷，他们将是这么一些伙计：大脑死了、心脏跳着的器官捐献者，他们天天在我们的医院里进进出出。

第8章 怎么知道你死没死

心脏跳动的尸体、活埋以及科学研究灵魂

一个奔往手术室的病人的运动速度，是一个往太平间里去的病人的速度的两倍。在医院走廊里运送活人的轮床，带着意志的光环前进，表情如蜡的护士大步护卫左右，静脉输液器稳定地滴着，呼吸气囊在起伏，轮床最终冲进一道双扇门。载着尸体的轮床，不需要这么急。它由一个人推着，静悄悄的，少有人理睬，宛如购物车。

出于这个理由，在那张轮床从我旁边推过去的时候，我认为我说得上来上面的那个女人死了。我一直站在位于旧金山医学中心的加利福尼亚大学的手术室的护士站近旁，看那些轮床来来往往，一边等着冯·彼得森（Von Peterson）。此人是加利福尼亚器官移植捐献网络的公共事务管理者。我也在同时等一具尸体，我将其称为 H。"你们的病人在那儿。"值班护士说。一群蓝绿色的腿骚动起来，不知道为什么急急忙忙往前跑。

在往急救室的路上，H 既是一个死人，又是一个病人，这是她与众不同的地方。她是所谓"心脏跳动的尸体"，哪儿都活着，只有大脑死了。在人工呼吸机发明之前，不存在这种离奇的尸体。没有一个发挥功能的大脑，身体不会自己呼吸。但是，把这具尸体连在呼吸机上，它的心脏就跳动了，其他器官也继续活跃几天。

看起来、闻起来或者摸起来，H 都不像死了。如果你俯身于这个轮床，你看得见她脖子中的动脉在跳动。如果你摸摸她的胳膊，你会发现它温暖而有弹性，正像你自己的胳膊那样。为什么护士和医生把 H 叫作病人，为什么她被推进手术室，这或许就是原因了。

因为在这个国家里脑死亡是死亡的法律定义，病人 H 肯定是死了。但是，作为器官与组织的 H 却活得蛮不错。这两个似乎矛盾的事实为她提供了大多数尸体得不到的机会：延长两三个陌生人的生命的机会。在接下来的4个小时里，H将舍弃她的肝、肾和心。一次一个，外科医生将来来去去，把器官拿走，然后匆匆返回他们的那3个垂危病人那里去。直到最近，在做器官移植的医生们中间，这个过程名曰"器官收割"，这说法有一层喜滋滋、美滋滋的意思，或许也有点喜滋滋过分了吧，因此后来他们改叫一个比较公事公办的说法"器官摘取"。

在H的例子中，一个医生将从犹他州来摘取她的心脏；另一个医生，那个来此既取肝又要肾的医生，将把器官带到两层楼下。加利福尼亚大学洛杉矶分校是器官移植的重镇，在这里取下的器官常常不出门。更通常的情况，是一个器官移植医生将从这里到某地的一个小镇子去寻回器官 —— 经常是取自事故受害者，即某个具有强壮而健康的器官的年轻人，其大脑遭到了意外的重击。医生这么做，通常是因为那个小镇子的医生没有获得器官的经验。有谣言说，那些受过手术训练的恶棍，在旅馆房间里割走人家的肾；蛮不是那么回事，器官摘取是一个很难做的事情。如果你想把这件事做得对头，你就得坐飞机亲自出马。

今天的腹部还原医生名叫安迪·帕瑟尔特（Andy Posselt）。他拿着一根电烧棒，这东西看起来像银行里的一支拴在细绳上的便宜笔，但其功能类似于手术刀。这个棒且割且烧，因此在切了口子的时候，被切割的血管同时就焊上了。结果是这样：血流得少了，烟和味儿就多了。那不是一种难闻的味儿，不过是烧焦了的肉那种味儿。我想问帕瑟尔特医生他喜不喜欢这种味儿，但我没好意思这么问，而改口问，我喜欢这个味儿（我其实不喜欢，或者也许仅仅有一点喜欢），他是否认为这个嗜好不好。他回答说，那既不坏也不好，仅仅是有病。

我以前不曾见过大手术，只见过大手术的刀疤。从刀疤的长短来看，我想象得出外科医生怎么干活儿：从一道八九英寸长的口子里，把东西拿出来，再放进去，正如一个女人在她的小挎包底下摸索眼镜。帕瑟尔特齐着H的阴毛的上缘下刀，朝北方向进刀两英尺，一直切到脖子底下。他把她打开，宛如拉开了她风衣的拉链。她的胸骨被纵向锯开，她的肋架可以扒开，然后一个挺大的牵引器支起来，把切口的两边扯开，现在切口的宽和长相等了。看她这个样子，像一只打开着的格莱斯顿皮包，逼迫你看到人类躯干基本的模样：一只结实的大容器，装着五脏六腑。

从外表看，H很像是活的。在她的肝上，在一路通到下面的主动脉上，你可以看到她的心脏在跳。在刀割之处，她流血；她的器官圆润饱满、油光水滑。心脏监护仪上的电子节拍更加强了这么一个印象：这是一个活着的、在喘气的、强壮的人。设想她是一具尸体，那很怪异，也几乎不可能。昨天，我想对我的继女菲比解释心跳的尸体，她怎么也听不明白。但是，如果他们的心脏在跳，他们不仍然是一个人吗？她想知道。到最后，她断定他们是"某种人，你可以跟他们玩恶作剧，但他们不知道"。我认为，要对大多数被捐献的尸体做一个概括，这倒是一个蛮不错的方式。死人在实验室和手术室里的遭遇，好像是有人在背后对他们嚼舌头。死人感觉不到、也不知道有谁背地里说他们的坏话，因此也不心烦。

在进行器官摘取的那几天里，心脏跳动的尸体的这种矛盾而反直觉的情形，对重症监护室里的医务人员而言，确实是一种情感上的挑战，不仅要把像H这样的病人视为活人，而且还要以一样的方式对待和照顾他们。尸体必须得到全天候的监护，还要为尸体考虑而实施"急救"措施。因为大脑不再能调节血压或者激素水平，也不能把激素释放到血流里，这些事情必须由重症监护室的人来做，以免器官退化。在《新英格兰医学杂志》（*New England Journal of Medicine*）上，凯斯西储大学医学院的一组医生发表了一篇题为《关于器官摘取的社会心理与伦理学寓意》的文章，说："为一个已经被宣布死亡的病人实施心脏复苏措施，而为在临床上的那个活着的病人写下了'停止复苏'的命令，重症监护室工作人员或许为此感到困惑。"

人们对心脏跳动的尸体的困惑，反映的是人们在几个世纪中不知道究竟如何定义死亡 —— 即停止存在，剩下的仅仅是一具尸体。在脑活动能够得到测量之前，长久以来心脏停止跳动被视为可以确定死亡的时刻。实际上，在心脏停止为大脑供血之后，大脑能够存活6~10分钟；但这事儿微不足道，心死即人死这个定义在大多数情况下都合用。麻烦是在若干世纪里医生说不上来心脏是不是停止跳动了，也说不上来是不是自己听不清心跳。听诊器到19世纪中叶才问世，早期的听诊器差不多相当于一个医疗助听器。在心跳和脉搏特别微弱的病例中 —— 溺水、中风、某些种类的麻醉中毒 —— 连最一丝不苟的医生也说不清病人是得了哪一种病，病人就有还没死就被打发给殡仪馆的风险。为减缓病人对活埋的巨大恐惧，也为了医生自己拿得准，18世纪和19世纪的医生们发明了很多有趣的方法，来验证死亡。威尔士的医生和医学史家杰恩·邦德森（Jan Bondeson），搜集了其中的10来种，写了一本充满机趣、刨根问底的书《活埋》（*Buried Alive*）。相关的技术似乎有两大类：一类是用剧痛唤醒据说失去了意识的病人，另一类是对病人实施一定程度的羞辱。用剃刀割脚底，用针扎脚趾甲底下。用铜号"可怕的尖叫以及过分的噪声"对着耳朵聒。一位法国牧师建议用烧红的拨火棍去捅被邦德森委婉地称作"后门"的那个部位。一位法国医生发明了一套乳头钳子，专派起死回生的用处。另一个人发明了一种类似于风笛的装置，便于用烟草灌肠，他兴致勃勃地在巴黎的太平间用尸体来演示。17世纪的解剖学家雅各布·文斯洛（Jacob Winslow），恳求他的同事们把滚烫的西班牙蜡浇在病人的额头上，把热尿灌进他们的嘴里。有一本瑞典语的小册子建议把乱爬的昆虫放在尸体的耳朵里。但是，出于简单而原创的考虑，没有什么比得上用"削尖的铅笔"扎可能死了的那人的鼻孔的方法。

在有些案例中，遭到羞辱的，说不上来是病人还是医生。法国医生让·巴蒂斯特·文森特·拉博德（Jean Baptiste Vincent Laborde），长篇大论他的节奏性拉舌头技术，在疑似死亡之后的3小时之内实施。（他后来发明了用手柄摇动的拉舌机，干这活儿相当愉快，尽管有点乏味。）另一个法国医生指导医生们把病人的一根手指头塞到自己的耳朵里，听不自主的肌肉运动产生的味味啦啦。

这些技术，人大多不信，一点也不奇怪，大多数医生感觉腐烂是确定某人已死的唯一可靠方法。这意味着尸体必须停在家里或者医生的诊所里，停两三天，直到很能说明问题的迹象和气味能够被人察觉。这想来不像给死人灌肠那么招人反感。因此就建造了特别的建筑，名叫"停尸间"，用来存放会开始腐烂的死人。停尸间是华丽的大房子，在19世纪的德国很普遍。有些还为男尸和女尸各自准备大厅，好像即便是死了，在一位女士面前，男人也靠不住，举止也不见得体面。另外一些停尸间按照阶级分间，家底殷实的死人，多付一份钱，好在奢华的环境中腐烂。花钱雇人守灵，盯着看有没有活气儿。他们做这个事儿，乃是借助于一个系统：用细绳把尸体的手指头和一个铃铛①连在一起，有一次连着一架大管风琴的风箱。因此，死人那边一有动静，守灵的就立刻知道。由于臭味太冲，守灵的驻扎在另一个房间里。在若干年里，停在这里的尸体没有一具起死回生，这种设施就关门大吉了。到1940年，停尸间跟着奶头夹子和拉舌机一同销声匿迹了。

　　但愿灵魂在离开身体之际能被看到，或者用某种办法能够测到。那样的话，判断死在何时发生，就仅仅是一桩科学观察的事儿。在马萨诸塞州的黑弗里尔市，此事在邓肯·麦克道高（Duncan Macdougall）医生的手里几乎梦想成真。1907年，麦克道高开始做一系列的实验，试图判断是否可以称量灵魂。6个临死的病人，一个接着一个被安顿在麦克道高诊所的一张特别的床上。这床放在一架台秤的平台上，其精度到了2/10盎司。（1盎司＝28.3495克）通过观察一个人在死前和临死之间的重量变化，他想证明灵魂有实质。麦克道高的实验报告发表在1907年的《美国医学》（American Medicine）上，同一期的那些司空见惯的心绞痛

---

① 我在某处的一个网站上读到，这是"铃铛救命"这个成语的来历。其实，估计一下就知道，在20年里，超过百万具送到"停尸间"的尸体，醒来的连一具也没有。如果铃铛警醒了守灵人（常常如此），那归因于尸体在腐烂而导致的移动和塌陷。这是"铃铛一响，就得改行"这个成语的出处。你不常听说这个成语，多半从来不曾听说，因为那是我杜撰的。

和尿道炎的论文沾光不少。他的细心是没说的：

> 过了3小时40分钟，他断气了。与突然的死亡相一致，台秤横梁喀喇一下子沉下去，听得见它撞到了低端限制杆上，而且一直待在那儿，不见反弹。失去的重量确定为3/4盎司。

> 失去的重量不可能归因于呼出的湿气和汗液的蒸发，因为这已经得到了确定，在他这例中，湿气和汗液的蒸发为每分钟1/60盎司，而我们说的这种失重是突然而巨大的。

> 他也不曾排大便；如果他排大便了，其重量也会一直留在床上，除了会失去湿气的蒸发，这当然取决于粪便的流动性。膀胱排出了一两股尿液。尿液也留在床上，只能通过缓慢而逐渐的蒸发对重量发生影响，因此不可能解释突然的失重。

> 只剩下一个失重的渠道有待于探讨，那就是把肺里的残余空气都呼出去了。我自己爬上床，我的同事把秤杆调到真实的平衡状态。我尽力吸气和呼气，但对秤杆没有影响。

在观察了另外5个病人在死时也失掉了相似的重量之后，麦克

道高转向了狗。15条狗吐尽了最后一口气，但没有值得注意的失重，麦克道高视此为证据，因为他设想（与他的宗教信条一致）动物没有灵魂。麦克道高的人类被试者是他的病人，他在这么短的时间里怎么拥有了15条狗，这个他不曾解释。除了地方上暴发了动物瘟热病这个可能性之外，你禁不住猜测这位好医生悄悄毒死了15条健康的狗，为的是稍微操练一番他的生物学神学。

麦克道高的论文，在《美国医学》的读者来信栏目中，引发了一场尖锐的争论。同在马萨诸塞州的医生奥古斯塔斯·克拉克（Augustus P.Clarke），认为麦克道高没能考虑到死时的体温骤升，这是由于血液停止通过肺循环而被空气冷却。克拉克设想，这种体温升高导致的出汗和湿气蒸发，将解释体重的减少，也能够解释狗不失体重。（狗冷却自身靠喘气，不靠出汗。）麦克道高反驳说，没有了血液循环，就没有血液流向皮肤表面，因此就没有体表的冷却作用发生。这场争论从该刊五月号持续至十二月号，此后我失去了线索，我的眼光滞留在对页上的"关于古代医学与手术史的几个观点"，是医学博士哈里·格里格（Harry H.Grigg）写的。我现在能在鸡尾酒会上高谈阔论痔疮、淋病、割礼和窥器，这要感谢哈里·格里格。[1]

---

[1] 因为我们在鸡尾酒会上碰面的机会微乎其微，我把话头转到窥器上的机会就更小了，那就让我利用这个机会跟你分享新知吧。最早的窥器追溯到希波克拉底的年代，那是一个直肠窥器。又过了500年，阴道窥器才首次亮相。格里格医生设想，这是因为在古希腊之后的阿拉伯医学传统中，女人只能由女人做体检，也很少有女医生做体检。这意味着希波克拉底时代的大多数妇女不看妇科。鉴于希波克拉底妇科诊室里存在用牛粪做的子宫帽，以及"味儿重而臭"的可厌之物——更不要提直肠窥器了——妇女们最好是敬而远之。

随着听诊器的改善，随着医学知识的积累，医生们开始相信自己能够说得上来什么时候心跳停止了。医学科学开始同意这是最好的办法，可以判断是检查一下那个病人为好呢，还是干脆把他留在大厅里晾着。把心脏放在我们关于死亡的定义的舞台中间，就在我们关于生命和灵魂的定义中让心脏唱了主角。事情好早就是这样的，正如成千上万的爱情歌曲、爱情诗和汽车贴纸"我❤你"所证明的那样。心脏跳动的尸体这么一个概念，基于这么一个信念：自我居住于大脑中，仅仅居住于大脑中。这说法为哲学打出了一个弧线球。把心脏看作燃料泵，花了些时间人们才习惯。

灵魂的宝座之争进行了大约4000年。事情在开始的时候，并非是心脏对大脑的争论。而是心脏对肝脏之争。古埃及人是最早支持心脏的伙计。他们相信"卡"住在心里。"卡"的意思是人的本质，即精神、智力、感觉、激情、幽默、妒恨、讨厌等使人成为人而非线虫的所有品性。心是留在木乃伊中唯一的器官，因为人在来世需要他的"卡"。他显然用不着大脑：尸体的大脑给搅碎了，用带钩的青铜针，从鼻孔里一块一块地掏出来，掏出来就扔了。（肝、胃、肠子和肺都从身体中拿出来，但保存着。这些东西藏在坟墓中的陶罐里，我猜他们想必是认为行囊太满胜于丢三落四，何况是为来生打点行装。）

巴比伦人是最早支持肝脏的伙计，相信肝脏是人类感情和精神的源泉。美索不达米亚人在争论中是骑墙派，把感情指派给肝脏，把智力指派给心脏。这些伙计显然踏着自由思想的鼓点前进，因为他们把灵魂的另外一个部分（狡猾）分配给胃。历史上与他们相似的自由思想家，其中有笛卡儿（Descartes），他写道灵魂可能藏在胡桃大小的松果腺里，而亚历山大大帝时代的解剖学家斯特拉托（Strato）断定灵魂处在"眉毛之后"。

随着古希腊的崛起，灵魂之争演化得更类似于心脏对大脑之争，肝脏被贬谪为一个侍从的角色。[1]尽管毕达哥拉斯和亚里士多德把心脏视为灵魂的宝座——视为生存和生长所必需的"元气"之源——他们仍然认为存在一个次属的、"理性的"灵魂，或称魂魄，位于大脑。柏拉图同意心脏和大脑都是灵魂的领地，但把首要地位赋予大脑。希波克拉底似乎是给搞糊涂了（也兴许是我给搞糊涂了）。他注意到大脑受伤对说话和智力有影响，但他仍然把大脑叫作一个分泌黏液的腺体，他在别处写道，智力和"热"，他说，是由灵魂控制的，而灵魂在心里。

早期的解剖学家不能对这个问题带来启发，因为灵魂不是某种你看得见的东西，也不是能动手术刀的东西。最早的解剖学家，缺乏能够确定灵魂的那些科学手段，看重发生上的优先性：最先出现于胚胎中的东西，必定是最重要的，因此也最可能藏着灵魂。这种特别的治学路子（所谓"灵魂定位"）的麻烦，是3个月的人类胚胎不容易物色到的。研究灵魂定位的古典学者，亚里士多德身在其中，试图迂回地解决问题：考察比较大、比较容易到手的家禽胚胎。引用发表于《人类胚胎》（*The Human Embryo*）上的《文艺复兴早期医学中关于灵魂的解剖学》（*The Anatomy of the Soul*

---

① 幸亏肝脏居于卑位，否则我们就会听到席琳·迪翁唱"我的肝属于你"，电影院也会放映《肝是一个孤独的狩猎者》（*The Liver Is a Lonely Hunter*）。每一曲歌词里有corazon（心）这个词的西班牙情歌，都要换成不那么悦耳的higado（肝）。汽车贴纸也会宣称"我（肝的图案）我的京巴"。

in Early Renaissance Medicine）一文的作者维维安・纽顿（Vivian Nutton）的话说，"从对鸡蛋的观察引出的类比说法，打从开始就招致反对：人不是鸡。"

按照纽顿的说法，最接近于货真价实地考察过人类胚胎的人，是一位名叫瑞尔多・科伦波（Realdo Colombo）的人。应文艺复兴时代的哲学家吉罗拉莫・蓬塔诺（Girolamo Pontano）的请求[①]，科伦波解剖了一个足月大的胎儿。科伦波从他的实验室出来（从各种可能性来看，那里没有显微镜，因为这种设备才刚问世），带来一个想入非非而又完全错误的消息：肝脏的成形早于心脏。

生活在我们这个文化中，张口闭口地提到心（如情人贺卡和流行歌词），在耳濡目染之间，我们很难想象把精神的主宰权赋予肝脏。肝脏在早期解剖学家中地位高贵，部分是因为他们错误地相信肝脏是身体全部血管的源头。威廉・哈维发现了循环系统，给了"肝脏是灵魂的宝座"这一理论最后致命的一击。哈维相信（你听到下面这说法不会感到惊讶）灵魂在血里周游。我也认为灵魂在别处。人类的肝脏是一个模样像老板的器官，它油光水滑、线条飘逸，像个奥林匹克选手。肝，模样如雕像，不像肠子、肚子。我曾经玩味 H 的肝，这肝目前正准备着即刻上路。肝四周的那些器官，难以名状，不吸引人。胃，邋里邋遢，模模糊糊。肠子，乱七八糟，连汤带水。肾，蹲伏在几扎肥油之下。但是，肝，神采奕奕。它看上去经过苦心经营，经过精心打磨。它的侧翼是一道微妙的曲线，宛如从太空中望见的地平线。如果我是一个古巴比伦人，

[①] 我也不曾听说过这个人。

我琢磨着，我或许会认为上帝也降临于此。

帕瑟尔特医生正在把肝和肾上的血管和连接体切断，同时为肝和肾提供支持，以便把它摘下。心脏先走（心脏只能保持4~6小时的活力；肾脏，与之不同，可以冷藏18小时，甚至24小时），但摘取心脏的医生还没到。他正从犹他州飞过来。

几分钟后，一个护士把头探进手术室的门。"犹他州的人已经进楼了。"手术室的医务人员开始叽叽喳喳，说的是类似于飞行员和飞行控制人员的那种掐头去尾、外人根本听不懂的行话。手术室墙壁上的日程表列着今天的程序（摘取4个很有活力的器官，以便为3个孤注一掷的人类进行蔑视死神的器官移植手术）："腹部器官摘取（肝/两肾）"。几分钟之前，有人提到了"胰子"，意思是"胰脏"。

"犹他州的在换衣服。"

犹他州的是一位文质彬彬的男士，看样子50岁，发色泛灰，一张古铜色的瘦脸。一换完了衣服，一位护士正在麻利地为他戴手套。他表情镇定，成竹在胸，甚至觉得有点无聊。（这简直把我急死。这个人马上就要把一颗怦怦跳着的心脏从一个人的胸膛里割出来啊。）在此之前，这颗心一直藏在心包膜里。心包膜是一层厚实的保护囊，现在帕瑟尔特医生正把它割开。

她的心露出来了。我不曾看到一颗怦怦跳着的心。我也没想到心脏动得如此剧烈。你把手放在你的心上，你想象的是某种在轻轻搏动但基本静止的东西，就好像一只在桌面上敲打莫尔斯电码的手。这个东西，在胸腔里发疯地跳。它是一台搅拌机的部件，是一只在窝里狂躁的白鼬，是在《猜价钱》（*The Price Is Right*）节目中刚刚赢了一辆庞迪克汽车的外星动物。如果你正在寻找使人体生气蓬勃的那个精灵的老家，我能够想象我是相信它的老家就在心脏里。出于一目了然的理由，心脏是身体最活跃的器官。

犹他州的用钳子夹住 H 心脏的动脉，止住血流，以便切割。借助于生命体征监控仪，你说得上来，她的身体正在遭逢某种生死之变。心电图机刚刚还在描绘带着尖刺的线，如今却像一个蹒跚学步的小孩儿的胡乱涂鸦。一股红血飞溅在犹他人的眼镜片上，旋即止息。假如 H 先前没死，今朝她是死定了。

就在这一刻，凯斯西储大学医学院的几个人，与器官移植的医生们交谈过，报告说，他们知道手术室医务人员报告说，他们感觉到手术室里有一种"存在"，或者说有一个"灵魂"。我试图把我心灵的天线拉出来，让我对灵魂的颤动全心开放。当然，我不知道怎么搞这号事儿。在我 6 岁的时候，我竭力试图用意念让我弟弟的玩具兵走过房间，向他走去。这就是这些超感觉的勾当给我的感觉：啥事儿也没发生，于是我觉得尝试这号事儿，真傻。

心脏是一个特别不受神经控制的东西：心脏，从胸膛里割出来，自顾自地一直跳。艾伦·坡（Poe）在写《泄密的心》（The Tell-Tale Heart）的时候，知道这个吗？这些独立自主的心脏如此有活力，据说有外科医生失手把它们掉在了地上，当我问起此事的时候，纽约的心脏移植医生梅米特·欧兹（Mehmet Oz）回答说："我们把心脏洗了洗，它还是好好的。"我想象那颗心滑溜到地毯上，大家面面相觑，冲过去抢在手里，赶紧拿去洗洗，这正像在某家饭店的厨房里，香肠从盘子里滚到地上。我打听这类事情，我想是因为人是会有闪失的，否则人就类似于神了：把器官从身体拿出来，然后让它们在另一个身体里活着。我也问医生们可曾把受损的老心脏先放在一边，接受心脏移植的病人或许要保存自己的心。只有很少的病人有兴趣查看或者保存自己的心，这令人惊讶（起码让我惊讶）。

欧兹告诉我，断了供血的人类心脏，能够继续跳动一两分钟那么久，直到细胞开始缺氧而饿死。正是像这样的现象，18世纪的医学哲学家为之惊慌失措：如果灵魂在大脑里，不在心脏里（当时许多人就是这么想的），那么心脏与灵魂一刀两断，处在身体之外，怎么还能继续跳呢？

罗伯特·怀特（Robert Whytt）特别为此事伤脑筋。从1761年开始，每当英国国王北游苏格兰（此事不常有），怀特就担任国王的御医。[①] 在他不为国王的膀胱结石和痛风病忙活的时候，他就能隐身于他的实验室，把活青蛙和活鸡的心脏割出来。有一次令人难忘——为怀特考虑，你不会希望国王陛下风闻此事——他把唾沫吐在一只被斩首的鸽子的心脏上，这是为了让它重新跳动。怀特是几个喜欢探究的医生之一，试图用科学实验来为灵魂定位，来了解灵魂的属性。从他1751年的《作品》（Works）一书的有关章节来

---

① 这没有关系，因为即便没有病人，怀特的预约也排得满满的。按照"维尔康医学史丛书"（Welcome InStitute of the History of Medicine Series）（医学博士波因特编辑）中的《怀特传记》（R.K.弗伦奇著）的说法，这位医生浑身是病：痛风、肠痉挛、"经常性胃气胀""胃功能紊乱""肠胃多气"、噩梦、头晕、晕厥、忧郁、糖尿病、腿部紫癜、"伴随浓痰的"咳嗽。按照怀特的两位同事的说法，他还有疑病症。他死于52岁，医生们发现他胸腔有"大约5磅的液体，其中有黏稠如胶之物，呈蓝色"，"胃黏膜上有一个先令硬币大的红点子"，胰腺上有凝固物。（你让医学博士写传记，就是这个结果。）

看，你看得出来，他似乎不属于心脏对大脑之争的任何一方。心脏不大可能是灵魂的宝座，因为在怀特把鳗鱼的心脏割下来的时候，这生灵的其余部分在好长一段时间里还能动个"不亦乐乎"。

大脑也不像是生气蓬勃的精神家园，因为动物已经得到了观察：没有大脑的帮助，动物也能凑合好长一段时间。怀特写道一个名叫瑞迪（Redi）的人做的实验，这人发现"一只陆龟，他在它的头骨上钻了一个洞，把它的脑子取了出来，时间在11月初，一直活到来年的5月中旬"。[①] 怀特本人宣称，"用一把剪刀"把一只鸡的头剪掉，"借助于保暖的作用"，他能让这只鸡的心脏在其胸腔里跳动两个小时。然后是卡奥（Kaau）医生的实验。怀特写道："一只小公鸡正当热切地奔向食物之际，……卡奥医生突然把它的头斩掉，它继续直线跑了23英尺；假若不曾撞到障碍物上，它还能跑得更远。"对家禽而言，这真是对它们的考验啊。

怀特开始考虑灵魂在身体里不拥有一处固定的居所，而是弥漫于全身。因此，在你把一只胳膊腿砍掉的时候，或者在你把一个器官取出来的时候，灵魂的一部分就跟着它走了，使它在一段时间里保持活力。这可以解释鳗鱼的心脏在其体外继续跳动，也可以解释，如怀特写的那样，援引一个"尽人皆知的报道"，"一个罪犯的心脏，从其身体里割了出来，扔在火里，三番五次地跳起很高。"

怀特多半不曾听说过"气"，但他的灵魂无所不在一说，与历史悠久的东方医学哲学的所谓周行身体的元气，多有共同之处。

---

① 此类实验有什么意思？难说。或许脑干或者脊髓延髓未被触动，也或许瑞迪医生自己的大脑在11月份被谁从他颅骨上的一个洞抽出去了。

"气"之为物，针灸师用针改变其路径。大言不惭的气功师御之以疗癌症，而且在电视摄像机面前将人击倒。亚洲做了10来项科学研究，声称记录到了这种周行的元气的效果，其中的几项在"气功研究数据库"里有摘要。几年前，我搜寻一个关于"气"的故事，我浏览过这个数据库。在全中国和全日本，气功大师站在实验室里，在皮氏培养皿上运掌，培养皿里是肿瘤细胞、患溃疡的老鼠（老鼠与手掌之间的距离是40厘米），以及一段一英尺长的人肠子（这在科学里就有点特别异想天开了）。做这些研究，少有使用对照组的，这不是因为研究者马大哈，而是因为东方科学在传统上就不使用对照组。

一位名叫罗伯特·贝克（Robert Becker）的整形手术医生兼生物医学电子专家，也做了研究，试图证明元气的存在。这是绝无仅有的一次以西方做派的、要经过同行审查的研究。在尼克松访华之后，贝克对"气"发生了兴趣。在访问一处中国传统的诊所期间，所见所闻让尼克松瞠目结舌，他敦促国家健康研究所出钱赞助一些研究。其中的一项研究，是贝克的。这项研究基于这么一个假说："气"或许是一种电流，但不同于人体神经系统的脉冲。贝克着手测量人体经络中的传输量。贝克报告说，确实，这些经络传输电流更加有效。

若干年前，新泽西州土产的托马斯·厄迪森（Thomas Edison）琢磨出了另外一个版本的贯穿身体的灵魂概念。厄迪森相信活东西是被"生命单元"激活和控制的。"生命单元"比显微镜实体更小，居住在每一个细胞中，在死亡之际，从身体中撤出，流浪了一会儿，最终集合起来去激活一个新的生命体——可能是一个人，可能是一个美洲豹或者一个海参。和其他受过科学训练，只是有些疯傻的灵魂①探索者一样，厄迪森也致力于通过实验来证明他的理论。在他的《日记与观察杂记》（*Diary and Sundry Observations*）中，厄迪森提到了一系列计划，要设计一种"科学仪器"，用它来和这些用生命单元构成的灵魂似的团块进行交流。"用一块三角形的小木板，在一块写着某种文字的木板上鼓捣；在另外一种状态或者领域中的生命体，干吗要把时间浪费在这上？"他写道，这说的是在当时的通灵士中间时髦的显灵板。厄迪森设想生命单元实体会释放某种"空灵的能量"，你只需要放大那种能量，以促进交流。

1963年4月在名为《命运》（*Fate*）的杂志上有一篇文章，厄迪森的那位不知疲倦的传记作家保罗·以色列（Paul Israel）把这期杂志寄给了我。按照这篇文章的说法，仪器还没能做成，厄迪森就死了，但关于一套图纸的传言却传了若干年。在1941年的一个晴天，这个故事说，通用电气公司的一位名叫吉尔伯特·莱特（Gilbert Wright）的发明家，决定用和厄迪森那种机器最接近的一种版本——一场降神会和一个通灵士——与那位大发明家联系一下，问他图纸在谁手里。回答是："你可以试试拉尔夫·法士特（Ralph Fascht），他在纽约市的松林大道165号，联合厄迪森公司

---

① 人们很难相信托马斯·厄迪森是一个疯傻的主儿。我提供如下关于人类记忆的段落，来自他的日记，以为证据："我们不记忆什么。我们的一群小人儿为我们记忆。他们居住在大脑的那个如今为人所知的'布洛卡回'的区域里。……他们或许分为12~15班，就像工人在不同时间轮班一样。……因此事情似乎是这样：记得一件事，不过是和当班的小人儿取得联系，他们把那件事记录在案。"

下属的比尔·刚特公司（*Bill Gunther of Consolidated Edison*）；他的办公室在帝国大厦里。或者最好也试试第58大街西152号的伊迪丝·艾里斯（Edith Ellis）。"这不仅证明人在死后人格还继续存在，而且证明袖珍地址簿也永垂不朽。

莱特找到了伊迪丝·艾里斯，艾里斯让他去找在布鲁克林的一位韦恩司令官，说他有图纸的线索。这位神秘兮兮的司令官，不仅声称他有图纸，而且还说他已经把设备组装起来了，而且还试用过。可惜，韦恩玩不转这个设备，莱特也不行。你也可以造一台，也试着转一转，因为《命运》杂志上的文章有这个设备的示意图，仔细地标着"铝号""木塞子""天线"。莱特和一个同事哈里·加德纳（Harry Gardner）就动手发明他们自己的设备，那是一个"灵气黏液喉"，由一个麦克风、一个喇叭、一个"声箱"以及一个极有耐心的、极善解人意的通灵士组成。莱特用这个"喉"联系厄迪森。厄迪森在死后显然无所事事，只好和这些傻瓜闲聊，做一些指点，以改善那部机器。

既然我们谈起了那些实体，据说它们直率，但暗地里疯傻，挂在细胞里的灵魂区里，那就让我告诉你一个项目，是美国陆军从1981—1984年资助和开展的。美国陆军情报与安全司令部（INSCOM）的头儿是陆军少将阿尔伯特·斯塔保宾三世（Albert N.Stubblebine Ⅲ）。在其任职期间的某个时候，斯塔布尔宾责成一位高级助手试图重复测谎仪的发明者克莱夫·巴克斯特（Cleve Baxter）的实验，据说是为了表明人体细胞在离开了人体之后，仍然能以某种方式与老家发生交流。在这项研究中，细胞是从一位志愿者的腮帮子里面弄出来的，用离心机分离出来，放在试管里。

从试管里的电极发出的读数，通到一个传感器上，这个传感器连接到一个测谎仪的读出器上，而测谎仪借助于测量心率、血压、排汗等来测量情绪反应。（你怎么测量稀稀溜溜的腮帮子细胞的生命迹象，这超出了我的理解；但这是军方的事儿，他们知道全部绝密事情是怎么回事。）因此，这位志愿者被护送到下面一个房间，远离他的面颊细胞，并且给他看一段惊扰人心的录像带，那是不知缘何发生的一些暴力场面。据说在其主人看那录像期间，那些细胞表现出极端躁动的状态。在两天之内，这项实验以不同的距离重复了若干次。即便相隔50英里，那些细胞仍然能感觉到那个人的痛苦。

我急不可耐地想看看关于这个实验的报告，因此我给陆军情报与安全司令部打电话。电话转给了历史部的一位先生。首先，这位历史学家说，陆军情报与安全司令部不存那么久远的档案。我不需要这人的腮帮子细胞，我也知道他在撒谎。这就是美国政府。打从开天辟地，他们就把事事记录在案，一式三份。

这位历史学家解释说，斯塔布尔宾少将的主要兴趣，并非细胞里是否含有某种生命单元、灵魂或者细胞记忆，而是遥视现象，就是说，你坐在写字台前，能看到在时间和空间与你相隔遥远的景象，如你掉了的袖扣、伊拉克的军火库，或者巴拿马的曼纽尔·诺列加（Manuel Noriega）将军的秘密藏身处。（一个"陆军遥视队"还真的存在了一段时间呢，中央情报局也招募能遥视的人。）等到斯塔布尔宾退役，他在一家名叫"帕赛技术"的公司担任董事会主席，这个公司招募能遥视的人，帮助你知道远处的事情。

抱歉，我离题万里了。但是，无论我身在何处，无论我感觉如何，我知道在50英里之内的我全部的腮帮子细胞，感觉相同。

关于大脑是灵魂的宝座、大脑是生与死的总司令，现代医学圈子一般对此是相当一致的。像H那样的人，尽管他们的胸骨后面呼哧呼哧地喘气，但也是死人，医学圈子对此的看法也同样一致。我们如今知道，心脏一直自顾自地跳动，不是因为灵魂在那里，而是因为心脏里有它自己的生物电源，独立于大脑。一旦H的心脏安装在另外一个人的胸膛里，那个人的血液也开始涌进这颗心脏，它就会重新开始跳动——不需要接受者的大脑发号施令。

接受脑死亡这个概念，法律界比医生们迟缓一点。那是1968年，当时的《美国医学协会杂志》（*Journal of the American Medical Association*）发表了一篇文章，作者是哈佛医学院脑死亡定义审查特别委员会。这个委员会主张，不可逆转的昏迷是死亡的新标准，这就为器官移植扫清了伦理上的羁绊。到了1974年之后，才有了相关的法律。迫使这项法律出台的，乃是加利福尼亚州奥克兰市的一桩离奇古怪的谋杀案。

凶手安德鲁·里昂（Andrew Lyons），在1973年枪击一个人的头，导致那人脑死亡。里昂的辩护律师发现受害者的家人早把他的心脏捐献给器官移植，他们就试图利用这一事实为里昂辩护：如果这颗心在手术之时还在跳动，律师们声称，那怎么能说是里昂在前一天杀了他呢？他们试图说服陪审团相信：从技术上说，安德鲁·里昂不曾谋杀此人，获取器官的那位医生谋杀了他。诺曼·舒姆维（Norman Shumway）是斯坦福大学心脏移植的先驱，在此案中做证，法官不以为然。舒姆维告诉陪审团，现行死亡标准是哈佛委员会提出的，判案的陪审团应该知道此事。（受害者的脑浆"流出了他的颅骨"的照片，这援引自《旧金山纪事报》（San Franciso Chronicle），对里昂的辩护多半不利。）到最后，里昂被判犯有谋杀罪。基于这个案子的结果，加利福尼亚州通过了立法，把脑死亡作为法律上的死亡定义。其他各州也很快步其后尘。

当器官移植医生从脑死亡病人那里取走了心脏之际，最先高喊杀人的，并非安德鲁·里昂的辩护律师。在心脏移植的早年，在美国最早做这种手术的舒姆维，一直遭到桑塔克拉拉县的验尸官的指责。舒姆维在该县行医。验尸官不接受脑死亡的死亡定义，威胁说：如果舒姆维执意我行我素，把一颗跳动的心脏从脑死亡的人的身体里拿出来，用它来挽救另一个人的生命，他将面临谋杀的控告。因为这位验尸官没有法律的依据，舒姆维依旧我行我素，报界就此大大炒作了一番。纽约的心脏移植医生默米特·欧兹，想起了当时布鲁克林市区的那位律师也发出了相同的威胁。"他说，任何心脏移植医生，有进入他的行政区收割器官的，他将控告并逮捕之。"

欧兹解释说，他们担心的事，是有朝一日有个人其实没有脑死亡，也会被人割去了心脏。存在某些稀少的医学情况，在外行或者粗心的人看来，那样子好像是脑死亡，而法律界的人不相信医学界的人能够正当行事。在非常、非常小的程度上，他们有理由担心。以所谓"闭锁综合征"为例吧。在这种病的一种形式中，从眼球到脚趾的神经，突然而迅速地罢工了，结果身体完全瘫痪，而意识仍然正常。病人能够听到别人在说什么，但无法告诉他们他憋在里头还活着，无法说个不字，那就肯定不好把他的器官送去移植。在严重的病例中，脑死亡的一种常见的检验方法，是向病人的眼睛里照射一束光，以检查瞳孔的反射性收缩。一般而言，"闭锁综合征"的病人能够完全康复，只要没有人错误地把他们推进手术室把心脏拿走。

正如在19世纪，当时被活埋的这层恐惧让法国和德国的市民们心神不安，对活着就被收割了器官的这层恐惧也几乎是完全没有根据的。简单做个脑电图，就能避免对"闭锁综合征"以及与之类似的病情的误诊。

在理性层面上，对脑死亡这个概念，对器官捐献，大多数人都能相安无事。但在感情层面上，他们接受起来或许就更难一些，特别是在移植律师希望他们允许取走其家人跳动的心脏，并且接受这个事实的时候。被问到的54%的家人拒绝同意。"他们不能应付这种恐惧，无论那有多么不理性，他们相信其亲人真正的死亡是在其心脏被摘除的时候。"欧兹说。杀死他的，在那些家人看来，其实是医生。

甚至心脏移植医生有时候也难以接受这么一个说法，即心脏不过是一个泵子。我问欧兹，灵魂居住在哪里，他说，"我向你透露一个秘密，我不认为灵魂全都在大脑里。我不得不相信，在许多方面，我们存在的核心在我们的心脏里。"这意味着他认为脑死亡病人不是死人吗？"缺少了大脑的心脏，没有价值，这是毫无疑问的。但是，生与死不是一个二元系统。"生与死是一个连续体。出于许多理由，在脑死亡那里画出一条法律上的界线，那是有道理的；但是，那不意味着那真是一条线。"在生死之间，是一种临死或者假生的状态。大多数人不想要生死之间的那种东西。"

如果脑死亡的心脏捐献者的心，确实包含某种比组织和血液更高级的东西，包含精神的某种残余，那么你可以想象这种残余或许就会跟着那颗心一起上路，并且在接受这颗心的那个人那里重新安营扎寨。欧兹曾经收到了一位接受了移植的病人的信，在接受了一颗新心之后不久，开始体验到某种事情，他只能设想那是和这颗心的老主人的意识的接触。这位病人，迈克尔·米德-欧·怀特森（Michael "Med-O" Whitson），允许我在这里引用他的信：

> 我写的这一切，可能并非是因为我和把心脏捐赠给我的那个人的意识有某种接触。我写的东西仅仅是服药而导致的幻觉，或者是我自己的胡思乱想。我知道这是很难说得清的……
>
> 在第一次接触时，我的感觉是怕死。从未体验过的完全突然、打击和震惊。……被撕裂的感觉，大限将至的那种怕死的感觉……这一次，还有另外两次，是我有生以来最可怕的体验……
>
> 第二次，我感觉到了捐给我心脏的那个人的体验，我感觉到他的心脏从他的胸膛里割掉了，然后被移植。有一种深深地遭到欺凌的感觉，被一种神秘的、无所不能的外在力量所欺凌。
>
> 第三次这样的机会，和前两次非常不同。这一次，捐给我心的那个人的意识，是现在时态。……他在拼命思考他在哪儿，在思考他是什么。……好像你的五官都不起作用了。……一种极端可怕的背井离乡的意识。……

好像你正在伸着手要抓住什么东西……但每次你往前伸手指，结果抓到的仅仅是稀薄的空气。

当然，这个叫米德－欧的人，无心于科学研究。朝这个方向迈出了一步的，是维也纳的一组外科医生和精神病医生在1991年做的一项研究。他们采访了47名心脏移植病人，问他们是否注意到自己的人格有什么变化，他们是否认为这种变化归因于新心脏的影响，归因于这颗心脏的前主人的影响。47人中有44人说没有。但是，报告的作者，身在维也纳精神分析的传统中，不遗余力地指出这些人中有许多人对这个问题的回答带着敌意，或者就是开玩笑。在弗洛伊德的理论中，这种回答表明他们对这问题有一定程度的否认（不认账）。

还有3个病人的回答是肯定的，他们的体验肯定不如怀特森的体验那么有趣。第一个病人是一位45岁的男士，接受了一个17岁男孩的心脏，他告诉研究者，"我喜欢戴着耳机听吵闹的音乐，这种事情我以前不曾做过。一辆不同的汽车，一套不错的立体声音响——那是我如今的梦想。"另外两位说得不具体。一个人简单地说，那个曾经拥有他的心脏的人，一直是一个好静的人，这种好静的感觉"传给"了他；另一个人感觉自己过着两个人的生活，回答问题的时候说"我们"而不说"我"，但对新获得的那个人格，他提供不了什么细节，也说不上来他喜欢什么音乐。

要听有滋有味的细节嘛，我们就必须转向保罗·皮尔萨尔（Paul Pearsall），《心脏密码》（The Heart's Code）这本书的作者[他还写了一本书叫《超级夫妻性生活》（Super Marital Sex），还有一本叫《超级免疫力》(Superimmunity)〕。皮尔萨尔采访了140名心脏移植病人，他呈给读者其中5个人的原话，作为心脏有"细胞记忆"的证据，作为心脏对接受者有影响的证据。有一位女士，得到了一个同性恋强盗的心脏，这强盗后背中弹而死。她突然开始把自己打扮得更女里女气，还觉得背后"中弹的疼痛"。还有一个中年男子的另外一番表白，他得到了一个10来岁的少男之心，他如今迫不及待地"要弄到一套立体声音响，播放震耳欲聋的摇滚乐"——我很快就把这个视为关于心脏移植的市井神话。我最最喜欢的，是一个女人，她得了一个妓女的心，突然之间就开始借看色情录像，天天晚上强迫她丈夫兴云作雨，还要为他跳脱衣舞呢。当然，如果这女士知道她的新心来自一个风尘女子，这倒是会导致她的行为有如此变化。皮尔萨尔不曾提到这位女士是否知道她的捐献者的行当（或者就事论事地说，在采访之前，他是否送过她一本《超级夫妻性生活》）。

皮尔萨尔不是个医生，或者说，他起码不是医学行当里的人。他是一个歪门邪道的郎中，得了博士学位，而且把"博士"二字印在自助类书籍的封皮上。我发现他的证词十分可疑，证明不了任何种类的"细胞"记忆力，因为他的那些说法粗陋不堪，有时候是荒诞不经的老生常谈：女人落了风尘，是因为她们想一天到晚地兴云作雨啊；同性恋男人（同性恋强盗也是一样）喜欢穿女人的衣服啊。但是，请牢记在心，引用皮尔萨尔的《心脏能量强度测试》(Pearsall's Heart Energy Amplitude Test)第13条的说法，本人正是这么一种人："愤世嫉俗，不相信别人的善良动机。"

默米特·欧兹，就是那位我与之交谈的器官移植医生，也对心脏移植病人的现象起了好奇心，病人声称体验到了其捐献者的记忆内容。"有这么一个伙计，"他告诉我，"他说'我知道谁给了我这颗心'。他为我详细描述一个黑人姑娘，她死于车祸。'我在镜子里看到自己满脸是血，嘴里还吃着薯条。我看到我是个黑人，我遭了车祸。'我活见鬼了，"欧兹说，"于是，我就回去查看。捐献者却是一个上了岁数的白种男子。"他有没有其他病人，声称体验到了其捐献者的记忆，或者知道其捐献者的某种具体的事情？有的。"他们全说错了。"

在我跟欧兹谈过之后，我查到了3篇文章，谈的是把别人的心脏缝到你自己的胸膛里会有什么心理上的结果。我发现，有半数的移植病人有某种术后心理问题。劳士（Rausch）和尼恩（Kneen）描述了一个男人，被即将进行的移植手术吓呆了，担心放弃他自己的心就丢了他的魂儿。另一篇文章介绍了一个病例，病人坚信自己得到了一颗鸡心。文章不曾提到他究竟为什么相信这号事儿，也不曾提到他是不是瞥见过罗伯特·怀特的著作。怀特写的东西，或许真能提供某种安慰，他的文章指出，一颗鸡心能跳动好几小时呢，别看已经斩了头——这总是个好事儿嘛。

接受别人的心的人，会沾染捐献者的品性，这种担忧相当普遍，特别是病人接受了（或自以为接受了）一颗异性的心，或者性取向与众不同的人的心。按照詹姆斯·塔布勒（James Tabler）和罗伯特·弗瑞厄森（Robert Frierson）写的一篇文章的说法，接受者常常想知道捐献者是不是"耽于乱交，或者性过度、同性恋或者双性恋、过度阳刚或者阴柔，或者遭受某种性无能之苦"。他们跟一个男人谈过，这人异想天开，认为他的捐献者在性方面"名声不佳"，说他别无选择，只好那么听其自然了。劳士和尼恩描述过一个42岁的消防员，他为他的新心发愁，那颗心本属于一个女人，那会使他少了男子汉气，他消防队的哥们儿不再尊敬他。（一颗男人的心，欧兹说，与一颗女人的心其实差别甚微。心脏外科医生认得出男人心和女人心，手段是看心电图，因为两者的间期有小小的差别。如果你把一颗女人心放在男人身体里，它会继续像女人心那样跳动，反之亦然。）

读过克拉夫特（Kraft）的一篇论文，事情似乎是这样：男人相信的新心来自另一个男人，他们经常认为这个男人性欲强，而且部分的这种强壮不知道为什么会传给他们。器官移植病房里的护士常常评论说，男性移植病人表现出一种焕然一新的性兴趣。有个护士报告说，一个病人要求她不要穿"这种不显线条的抹布，以便让他看到她的乳房"。有一个术后病人，术前阳痿7年，却被发现握着他的阴茎，向大家展示他能勃起。另一个护士讲到一个男人，睡裤的裤门不关，给她看他的阴茎。塔布勒和弗瑞厄森的结论是："接受者会以某种方式形成捐献者的性格特征，这种没有道理却非常普遍的信念，一般是短暂的，但或许会改变性行为模式……"让我们祝愿那个得了鸡心的男人有福气得到一位耐心而达观的妻子。

从H的身上收割器官，接近尾声。最后取出的器官，是两个肾，亮了出来，而且从她敞开的躯干深处分离了出来。她的胸腔和腹腔填上了冰块，冰块被血染红了。"冰镇樱桃"，我在笔记本上写道。到现在已经过去了将近4个小时，H开始显得更像一具一般的尸体，她切口边缘的皮肤变干、失色。

两个肾放在一只蓝色的塑料碗里，跟冰块和灌注液在一起。一位接班的医生过来做获取器官的最后一步，割下一些静脉和动脉血管与器官放在一起，好比备用的毛衣纽扣，以免与器官连接的血管短而不能用。半小时之后，这位接班的医生撤到一边，由住院医生来把H缝合起来。

　　在他和帕瑟尔特医生讨论缝合的时候，这位住院医生用他戴着手套的手抚摸H切口两边的脂肪层，然后轻轻拍了两下，好像在安慰她。在他回过头去工作的时候，我问他，在一个死去的病人这里工作，感觉是否不同。

　　"啊，是不同，"他回答，"我的意思是，在活人身上，我不会用这种针脚。"他把针脚拉得更长，走线也比较粗糙，不是用在活人身上的那种细密而隐蔽的针脚。

　　我换了一个问法：在不再活着的人身上做手术，感觉怪异吗？

　　他的回答令人吃惊。"这个病人曾经是活着的。"我猜测医生们习惯于把病人（特别是他们以前不曾谋面的病人）设想为他们所见的那种东西：一团敞开的器官。从这个意义上说，我猜你会说H曾经是活着的。因为布盖着她的全身，只留着切开的躯干，这个小伙子不曾见过她的脸，也不知道她是男是女。

　　在住院医生缝合的时候，一位护士用一把镊子把手术台上零零碎碎的皮肤和脂肪捡起来，扔进体腔里，好像H是一个近在手边的垃圾筐。这位护士解释说，她是故意这么做的："任何不曾捐献的东西，和她待在一起。"拼图游戏要收回盒子里藏好。

　　切口缝好了，一位护士为H清洗，为她盖上了一条毯子，预备送她到太平间。出于习惯或者尊重，他选了一条新毯子。器官移植协调人冯·彼得森和这位护士把H抬到轮床上。冯把H推到一部电梯里，一路下到太平间去。工人们在一排摇门之后，在后面的一个房间里。"我们可以把这个放在这里吗？"H已经变成了一个"这个"。我们得到了指示，要把轮床推到冷藏室，冷藏室里已经有5具尸体。H显得和已经在那里的那些尸体没有区别。

即便H的家人用敞口棺材做遗体告别仪式，也会给她穿上衣服，出席葬礼的人看不出她的器官已经被摘走了。说到组织收割，那经常包括腿和胳膊的骨头，遗体的面貌就稍有不同；如果是这样，用聚氯乙烯做的管子和榫钉将被置于遗体之中，使其形状正常，也不使殡仪馆的工作人员为难，否则他们搬动遗体就觉得是搬动面条。

但是，H可与众不同。她已经使3个病人好了。她已经为他们带来了在地球上生活的额外时间。作为一个死者，能够送这么一份厚礼，是非同凡响的。大多数人在活着的时候，不安排这种事情。像H这样的尸体，是死者中的英雄。

8000人在等候捐献心脏、肝脏和肾脏的名单上，名单上每天有16人死亡，处在与H的家人相同位置上的人，超过半数说不，宁肯把那些器官烧掉，或者让它们烂掉。此事让我震惊，也刻骨铭心地悲哀。我们愿意让医生的手术刀去救我们自己的命，去救我们亲人的命，但不救一个陌生人的命。H没有心脏了，但是她的爱心永在。

第9章 掉脑袋的事儿

斩首、复活与人头移植

如果你确实想知道人的灵魂是否住在大脑里，你可以把一个人的脑袋砍下来，问问它。你得快快地问，因为人脑断了供血，在10秒或者12秒之后，会失去意识。另外，你还要指示这个人用眨眼睛来回话，因为在和肺一刀两断之后，他就不能把空气吹到喉部，因此就不能说话。但是，此事可行。如果这个人在掉脑袋前后多少是同一个人，只是可能稍不冷静，那么你就知道自我还真的在大脑里。

1795年，在巴黎，有人几乎做了一项与此颇为相似的实验。4年前，断头台取代了绳子套，成了刽子手的官方工具。在法国，断头台名叫"吉约天"，此名用了约瑟夫·伊尼亚斯·吉约丹（Joseph Ignace Guillotin）医生的姓氏，尽管他不是始作俑者。他仅仅为使用这个东西进行游说，理由是这个斩首机（他是这个叫法）能够做到刀落头掉，因此是比较人道的杀人之法。

他接着读到了下面的东西：

> 你知道吗？当人头被断头台砍下来之际，感觉、人格和自我能不能即刻烟消云散，此事全然拿不准……你知道？感觉和判断力坐落在大脑中，即便血液循环从大脑那里切断了，意识的这个宝座能够继续运作……因此，只要大脑保持其活力，受害者就意识到他还活着。你该记得，哈勒坚称，有一颗人头从人的肩膀上搬家了，一个在场的医生把手指头伸进脊柱管里，那头的痛苦表情叫人害怕……另外，可靠的目击者使我确信，在身首分离之际，头会咬牙切齿。我相信如果空气仍然能够通过

发音器官……这些人头是可以说话的……

……断头台是一种可怕的折磨！我们必须恢复绞刑。

这是一封信，发表在1795年11月9日巴黎的《箴言报》上 [重印于安德烈·苏贝朗（Andre Soubiran）为吉约丹写的传记里]，写信人是颇受尊敬的德国解剖学家塞缪尔·托马斯·索默林（S.T.Sömmering）。吉约丹大吃一惊，巴黎的医学界兴奋起来。巴黎医学院的图书馆员让−约瑟夫·苏（Jean-Joseph Sue），挺身而出支持索默林，宣称他相信头能听、闻、看和思考。他试图让他的同事们相信，"在有人遭到屠杀之前"，可以做一个实验：几个倒霉的朋友商定一套用眨眼和吧嗒嘴表达的代号，在斩首之后，头可以用这种代码来表示它"对疼痛完全有意识"。苏在医学界的同事们认为这是一个馊主意，恐怖而荒诞，这个实验也就没有人来做了。然而，活着的头，这一说法，辗转进入了公众意识和通俗文学中。下文是亚历山大·大仲马（Alexandre Dumas）的《剧院魅影》（ *Mille et Un Phantomes* ）里两个虚构的刽子手之间的对话：

"因为头在断头台砍下了，你就相信那些头是死的吗？"

"毫无疑问啊！"

"那个，大家可以看到，你是不往筐子里看的，人头都堆在筐子里嘛。在砍下之后，那些头眨巴眼、咬牙切齿，长达5分钟啊。我们不得不每3个月换一个筐子，因为那些人头把筐子底都咬坏了。"

索默林和苏各自表明了看法，此后不久，巴黎官方刽子手的助手乔治·马丁（Georges Martin）（见证了大约120次斩首），就人头和斩首后的活动这个话题，接受了采访。苏贝朗写道，马丁在即将执行的死刑旁边掷骰子（不令人惊讶）。他声称在两分钟里一共见过120颗人头落地，"眼睛总是闭着的 …… 眼皮一动不动。嘴唇已经白了 ……" 医学界暂时消除了疑虑，怒气消歇了。

但是，法国科学界仍然跟脑袋过不去。一位名叫勒加卢瓦（Legallois）的生理学家，在1812年的一篇论文中推测：如果人格果真居住在大脑里，那么，通过向其切开的脑动脉里注射充氧的血液，复活一个"与躯干一刀两断的头"是可能的。"在一个被断头台切去了头的人死后不久，如果一位生理学家想做这个实验，"勒加卢瓦的一位同事维尔皮昂（Vulpian）教授写道，"他或许就能够见证一个可怕的景象。"从理论上讲，只要供血不断，头就能够思想、听、看、闻（咬牙、眨眼、咬实验台），因为脖子以上的神经仍然是完好的，连在头上的器官和肌肉上。头不能说话，这归咎于已经提过的喉部失能，但这多半也是从实验者的角度来说的。勒加卢瓦不仅缺少资源，也缺少把实验做下来的狠劲儿。但其他研究者不是这样。

1857年，法国医生布朗·塞柯德（Brown Sequard）把一条狗的头砍下来，看看能不能通过向动脉里注射充氧血液来让这颗狗头重新发挥作用。在狗头与脖子分离8分钟之后，注射开始。两三分钟之后，布朗·塞柯德注意到眼睛和面部肌肉动了，在他看来，这是受意识控制的现象。很清楚，某种东西在狗的脑子里进行。

由于巴黎有断头台稳定供应人头，有人在人类身上尝试这一套，仅仅是个时间的问题。此事非一人莫属，此人对尸体干些稀奇古怪的事情，为的是让尸体起死回生。他为此出名不是一次两次（次数或许过多了）。干这活儿的人是让·巴蒂斯特·文森特·拉博德（Jean Baptiste Vincent Laborde）。在前一章书里，主张把长时间拉舌头作为唤醒昏迷的人的手段，免得把病人错当成死人的，正是同一个让·巴蒂斯特·文森特·拉博德。1884年，法国当局开始为拉博德提供断头台砍下的囚犯人头，因此他就能考察其大脑和神经系统的状态。[关于这些实验的报告出现在多种法国医学杂志上，《科学月刊》（Science Monrhly）是重要的一种。] 拉博德可望把他所谓的"可怕的传说"搞个水落石出——即据说砍下的头对其境况（在一个筐子里，没有身体）可能有意识，即便时间短暂。在一颗脑袋来到他实验室的时候，他就快速在颅骨上钻一些洞，把针插进去，这是为了激发神经系统起反应。按照布朗·塞柯德的指点，他也试图以供血的手段来使人头恢复知觉。

拉博德的第一个被试人头是一个杀人犯，名叫康派（Campi）。从拉博德的描述看，康派并不是通常的那种恶棍。他的脚踝细腻，双手白皙，指甲修得整整齐齐。他的皮肤略无瑕疵，只是左脸有一处擦伤，拉博德猜想那是头掉在断头台筐子里的时候擦的。拉博德通常不花费那么多时间了解他的被试者是什么样的人，漫不经心地把他们呼为"鲜货"，尽管在法语里这说法带有烹饪上的那种令人愉快的调子，就像你在自家门口的小馆子里订的特色菜一样。

康派来的时候，身首两块，他也来晚了。在理想的情势下，从断头台到拉博德在奥克兰大街的实验室的距离，可能花费大约7分钟。康派走的这一趟却花费了1小时20分钟，这归咎于被拉博德骂作"愚蠢的法律"的那个东西。在被处决的罪犯的遗体跨过墓园门槛之前，那条法律禁止科学家拥有那具遗体。这意味着拉博德的车夫必须跟随那些人头"走向萝卜地的伤心之旅"（但愿我的法语还行），然后把人头包起来，一路穿过城市，把它们带到实验室。不用说，康派的大脑功能早就停止了，怎么也不像正常状态那样了。

浪费了死后重要的80分钟，拉博德气得七窍生烟，他决定到墓园门口去迎接下一颗人头，当场直接在头上开始工作。他和助手们在马拉的货车上将就着搭建了一个移动实验室，装备了实验台、5个凳子、蜡烛和必要的器具。第二个被试者名叫噶马赫特（Gamahut），这个名字不容易忘记，因为这人把他的名字刺在了胸脯上。怪诡异的，好像预见了血光之灾，他还把他自己脖子以上的头像刺在身上，却没有什么线条暗示脖子以下的身体，这使那个刺青看起来就像一颗孤零零地飘着的头。

噶马赫特的头，上了货车实验室，在几分钟之内，就被安顿在一个有止血衬里的容器里，大家就开始工作，在颅骨上钻洞，把针扎进大脑的许多部位，看这能不能从这个罪犯行将灭亡的神经系统里诱骗出什么活动来。马车在鹅卵石铺的街上颠簸着，还能做大脑手术，这个本事证明拉博德的手是相当稳的，19世纪的马车驾驶技术也了不得。假如这辆马车的制造商知道此事，他们或许就会操作一场颇有说服力的广告运动：一位切割钻石的师傅在马车的后座切割钻石。

拉博德的小组给针通上电，你可以看到噶马赫特头上的嘴唇和下巴果然抽搐起来。有一刻，在场的人吓得叫起来——这个囚犯慢慢睁开一只眼，可想而知地非常惊恐，好像他在琢磨自己身在何处，琢磨他流落到了一个什么怪异的地方。当然，鉴于时间过去不少了，这种表现或许不过就是最低级的反射而已。

第三次机会来了，为了加快人头运送的速度，拉博德采取了行贿的老套路。在地方政府首长的帮助下，第三颗头，一个叫加尼（Gagny）的人的头，在被砍下之后区区7分钟就到了实验室。充氧的牛血从右侧的颈动脉注射进去。和布朗·塞柯德的程序不同，左侧颈动脉接到了一个活着的动物身上——一条活蹦乱跳的狗。拉博德有捕捉细节的天资，当年的医学杂志似乎喜欢发表这种东西。他用了整整一段的篇幅津津有味地描述一个切下来的人头直着安顿在实验台上，随着狗血打入这颗脑袋，脉搏的压力使之轻轻地左摇右摆。在另一篇文章中，他不厌其烦地详述噶马赫特的排泄器官，尽管这种信息与手边的实验没有什么关系；他饶有兴味地说，肠胃里几乎空空如也，只有大肠远端有一点粪便而已。

有了加尼的头，拉博德就接近于能恢复正常的大脑功能了。眼皮上的肌肉、前额和下巴可以搞得抽搐。有一刻，加尼的下巴猛然一咬，力度之大，牙齿咯吱作响。然而，鉴于从刀落头掉到打狗血之间有20分钟（不可逆转的脑死亡开始于砍头后的6~10分钟），可以肯定地说加尼的大脑无论如何也搞不出类似于意识的东西，他也不知道自己身陷如此令人气恼的境地——不知道倒也好。回过头看那条狗，度过了肯定不那么活蹦乱跳的最后几分钟，看着自己的血打进了别人的脑袋，毫无疑问地也咬牙切齿。

拉博德很快对脑袋失去了兴趣，但名叫海姆（Hayem）和巴里耶（Barrier）的两个法国实验家捡起了他的工作。这两个人搞的是类似于小作坊的事儿，给一共22颗狗头输血，用的是活马或者活狗的血。他们在案头建造了一架断头台，特为狗脖子设计，发表论文讨论斩首之后的神经活动的3个阶段。吉约丹先生读了海姆和巴里耶对斩首之后的第一个阶段（或者说"痉挛阶段"）的结论性断言之后，深感懊恼。他们写道，头的表情表达出惊讶或者"焦虑"，显得对外在世界有三四秒钟的意识。

18年后，一位名叫博里厄（Beaurieux）的法国医生肯定了海姆和巴里耶的观察结果——也肯定了索默林对断头台的疑虑。把巴黎的公共断头台作为他的实验室，在一个名叫朗吉耶（Languille）的囚犯的头刚刚被砍下之后，他立刻在他的头上进行了一系列简单的观察和实验。

> 在这里，我就能在斩首之后立刻注意到：这个头被砍掉的男子的眼皮和嘴唇，以不规则的节律动了五六秒。脸放松下来，眼皮半闭于眼球上……正如我们在行医过程中每天都有机会看到的临死之人那样……就是在那一刻，我尖声大叫"朗吉耶！"我接着看到他的眼皮慢慢睁开，并无任何痉挛性的抽搐……这和每天发生的事情一样：在人被叫醒或者沉思被打断的时候。然后，朗吉耶的眼睛确定无疑地盯着我的眼睛，瞳孔聚焦。我当时看到的，不是在任何一天里能够看到的将死之人在你跟他说话时的那种含混而呆滞、并无意识的眼光。我看到的，无可否认地是活人的眼睛，这双眼睛看着我。
>
> 几秒钟之后，他的眼皮又闭上了，平缓地闭上了，这颗头看上去和我在喊叫之前的样子一样。正在此时，我

又开始喊叫，他的眼皮再一次不带抽搐地、慢慢地睁开了，无可否认地是活人的眼睛，盯着我的眼睛，或许甚至比前一次更有穿透力 …… 为得到这种效果，我试图喊叫第三次；再也没有动作了 —— 那双眼宛如玻璃，正像是死人的那种眼光 ……

你当然知道这会导致什么事情。这导致了人头移植。借助于外在的供血，只要供血不断，如果大脑（一个人格）及其周围的脑袋能够维持着发挥作用，那么一不做二不休，真正把它移植到一个活着的、会喘气的身体上，如此这般它就得到了持续的供血 —— 为什么不这么干呢？时光如箭、斗转星移，我们就来到了密苏里州的圣路易斯，时间是1908年5月。

查尔斯·古斯瑞（Charles Guthrie）是器官移植领域的一位先驱。他和一位同事亚历克西斯·卡雷尔（Alexis Carrel），最先掌握了吻合术：把一段血管缝到另一段血管上而不渗漏。在那个年代，这个差事需要极大的耐心和高超的技巧，以及非常细的线（有一次古斯瑞试图用人的头发缝合）。掌握了这种手艺，古斯瑞和卡雷尔就技痒难耐了，移植一截狗大腿和整个前腿；他还能保持外来的肾脏在体外活着，并将其缝合到腹股沟内。接着卡雷尔因为他对医学的贡献得了诺贝尔奖。古斯瑞，是这两个人中随和而谦卑的一位，却被无礼地忽视了。

5月21日，古斯瑞成功地把一条狗的头嫁接在另一条狗的脖子上，创造了开天辟地的第一只人造双头狗。动脉被嫁接在一起，其方式是寄主狗的血流过外来的那颗狗头，然后流回寄主狗的脖子，血液在此继续流到寄主狗的大脑，然后回到循环之中。古斯瑞的书《血管手术及其应用》(*Blood Vessel Surgery and Its Applications*)里有一张这个历史性的造物的照片。若无说明文字，这张照片就显得是有袋犬的某种稀有的品种：一个稍大的婴儿狗的头，从狗妈妈皮毛中的育儿袋中探出来。这颗移植的头是从脖子根缝合的，却是反着的，因此两颗狗头下巴对着下巴，给人一种亲密无间的印象，尽管那必定是最勉强的共处。我猜古斯瑞和卡雷尔当时在一块儿的照片，也是这么回事。

正如加尼先生的头一样，就这颗狗头和大脑重新获得很多功能一事而言，在头被砍掉和血液循环恢复之间，流逝的时间太多了（20分钟）。古斯瑞记录了一系列原始活动和基本的反射作用，类似于拉博德和海姆观察到的那样：瞳孔收缩，鼻孔颤搐，舌头"沸腾般地搅动"。在古斯瑞的实验笔记中，只有一条记录暗示那颗反过来的狗头或许知道发生了什么事："05：31：泪液分泌……"在手术后大约7小时，并发症发生，两条狗被施以安乐死。

20世纪50年代在苏联，移植奇才弗拉基米尔·德米科霍夫移植的那些狗头，是最先能够享有（如果可以用这个词）完全的大脑功能的狗头。德米科霍夫使用"血管缝合机"把切除狗头而断氧的时间缩短到极限。他移植了20颗小狗的头——其实是"头、肩、肺和前肢"这几部分，连同清空了的食管，不很整齐地挂在狗的体外——移植到成年狗身上，以便知道它们做什么、能活多长时间（通常活2~6天，但有一例活了29天之久）。

在德米科霍夫的书《重要器官的实验性移植》(*Experimental Transplantation of Vital Organs*)里，有第二号实验的照片和实验笔记，时间是1954年2月24日：一只一个月大的小狗的头和前肢，移植到看来是一只爱斯基摩长毛狗的脖子上。实验笔记描绘了那只小狗的头差不多完全快乐的神态：

> 09：00。外来的狗头急切地喝水或者奶，挣扎着好像要把它自己从寄主狗的身上挣脱出来。
>
> 22：30。在把寄主狗放在床上之际，移植的头把一位工作人员的手指咬出了血。
>
> 2月26日18：00。外来的狗头咬了寄主狗的耳朵后面，后者于是就叫唤并且甩头。

德米科霍夫的器官移植实验对象一般地死于排异反应。抗排异药物在当时还不存在，寄主狗的免疫系统颇可理解地把嫁接到它脖子上的那些狗零件视为不怀好意的入侵者，接着就对其发起攻击。因此，德米科霍夫就撞了南墙。他实际上把狗的每一片段和片段组合移植到另一条狗身上，[①]此后他的实验室就关门大吉了，他也默默无闻了。

如果德米科霍夫对免疫学知道得多一些，他的事业或许就大为不同了。他或许意识到大脑享有所谓"免疫豁免权"，能够依赖

---

① 在他腻味了搬动器官和头之后，德米科霍夫继而鼓捣半截的狗。他的书详细描述一次手术：两条狗都从横膈处一切两半，然后互相交换它们的前后两截，把血管接起来。他解释说，与移植两三个单独的器官相比，如此举措或许还少费时间。鉴于病人的脊髓神经一旦切断，就不可能重新接合，那么后半截身体就会瘫痪。这种手术不能产生多少乐观的结果。

另一个身体的供血存活几个星期而无排异反应。因为大脑得到了血脑屏障的保护，它就不像其他器官和组织那样遭到排异。在术后的一两天之内，在古斯瑞和德米科霍夫的移植狗头的黏膜组织开始肿胀和大出血之时，尸检表明大脑看上去是正常的。

此后的事情开始奇怪起来。

20世纪60年代中期，一位名叫罗伯特·怀特的神经外科医生开始做实验，用的是"分离的大脑标本"：从动物头里取出来的活脑。与德米科霍夫和古斯瑞的整个头部移植不同，这些脑标本没有脸，没有感官，过的那种生活，封闭于记忆和思想。鉴于这些狗脑和猴脑中的许多是移植在别的动物的脖子里面或者肚子里面的，那么这就不过是一桩碰巧可行之事。大脑封在别家的肚子里，就满足好奇心一事而言，不很提情绪。那是某种"手术门路"，别家的肚子不是你打算安顿余生的去处。

怀特琢磨出来了：在手术过程中冷却大脑，以此延缓细胞破坏过程（这技术如今用在器官摘取和移植手术中），大脑的大多数正常功能就可能保得住。这意味着：那些猴子的品格——它们的心灵、精神、灵魂——能继续存在于另外一个动物的身体里，一连存在好几天，却不需要其身体或者任何感官。那是怎么个情形呢？那可能派什么目的？那个目的正当吗？怀特可曾想到有朝一日像这样把人的大脑孤立起来？琢磨出这么一个计划的那个人，他还要付诸实施，是怎么样的一个人呢？

为了找到答案，我决定访问住在克利夫兰市的怀特，他在那里安度退休生活。我们计划在城市医疗保健中心见面。中心在他当年进行历史性手术的那间实验室的楼下，而实验室得到了保存，成了某种由媒体手术照片构成的神社。我早到了一小时，在中心的车道上兜圈子，想找一个能坐的地方，喝喝咖啡，看看怀特的论文。没有这样的地方。我终于折回医院，坐在了停车库外的草坪上。我听说克利夫兰市经历过某种文艺复兴运动，但这个运动显然发生在其他城区。让我干脆点说吧，这不是那种我乐意安度余生的地方。

怀特带我穿越医院的走廊和楼梯，走过神经外科部，上楼梯，就到了他的老实验室。他如今76岁，比他做手术那时候瘦，却不显老。他对我的那些问题的回答，有一种机械而耐烦的味儿；别人问他同样的问题已经问了好几百遍了，你想。

"到了"，怀特说。"神经学研究实验室"，门旁的一块匾上写着这几个字，这透露不出什么实情。举步进去，等于后退到1968年，那之后的实验室一般才变得洁白，一尘不染。台面是无趣的黑石头的，留着一圈一圈的污迹，柜子橱子是木头的。离上次打扫卫生，有日子了。常春藤遮住了一个窗户。荧光灯罩子看起来像冰箱里做冰块的那种模子。

"当年我们大呼成功，跳舞庆祝，就是在这个地方。"怀特回忆。这地方很窄，没有跳舞的地方。这是一个天花板低矮、杂物凌乱的小屋，有两把凳子给科学家坐，还有一个为恒河猴预备的尺寸显小的兽医手术台。恒河猴常用于实验。

正当怀特和同事们载歌载舞之际，那只猴子的脑子里在转悠什么事情？我问他，发现突然只剩下自己的思想了，你设想这是怎么个情形呢？问这问题的第一个记者，当然不是我。1967年11月，在《瞭望》(Look)杂志的一篇访谈中，颇有名气的奥瑞雅娜·法拉奇①，把这个问题呈给了怀特的神经生理学家利奥·马索普斯特。"我琢磨着啊，没了感官，这猴子的思维更敏捷，"马索普斯特博士欢快地回答，"究竟是哪种思维，我不知道。我猜，这猴子目前主要是有它肉身时候的记忆了，是一个储存信息的仓库；它不可能继续长进了，因为它得不到经验的滋养。然而，这个处境也是一种新经验嘛。"

怀特说话不带粉饰。他提到20世纪70年代的"隔绝室"研究，在研究中，被试者得不到感官输入，没得可听，没得可看、闻、摸或者尝的东西。这些人不需要怀特的帮助，就几乎等于盒子里的大脑。"处在这种境况中的人，实话实说是发疯了。"

怀特说，"而事情并不需要那么长时间。"尽管发疯对大多数人来说也是种新体验，但没有人自告奋勇愿意成为怀特的一颗孤立的大脑。当然，怀特也不能强迫谁愿意——尽管我设想奥瑞雅娜·法拉奇或许会。"此外，"怀特说，"我怀疑这个研究在科学上的实用性。研究这个，有什么正当理由？"

那么，把一只恒河猴置于这种境地，道理何在？到头来是这样：孤立的大脑实验，仅仅是通向让整个脑袋活在新身体上的第一步。到怀特粉墨登场的那个时候，早期的抗排异反应药物已经有了，组织遭到排异的许多问题正在得到解决。如果怀特和研究

---

① 她颇有名气，是因为她挖苦国家的头儿，从基辛格到阿拉法特（"一个生来惹事的主儿"）。法拉奇采访过怀特，为那只无名无姓的实验猴子起了名字；她看着这猴子的大脑被取了出来。她是这么写的："在（脑子取出来并安在另一只猴子的身上）之后，没有人注意莉比的身体，死气沉沉地躺在那儿。怀特教授或许也应该用血喂它，让它没有头也能活着；但是，怀特教授宁肯不这么办，因此这身体躺在那儿，被人忘了。"

小组搞出了大脑的门道，并且发现他们能够保持大脑发挥功能，他们就会进而去对付整个头部。首先对付猴子头，然后呢，他们希望，去对付人头。

出了怀特的实验室，我们继续到附近的一家中东风格的饭店包间里聊。在谈到猴子大脑的时候，我建议你永远不要吃豆腐脑，或者任何稀里哐当、灰不溜秋的食物。

怀特想到的手术，不是头部移植，而是一种全身移植。得这么理解这个说法：不是弄到捐献者的一两个器官，而是一个将死之人得到一具脑死亡但心脏跳动的尸体的整个身体。与古斯瑞和德米科霍夫的那种多头怪物不同，怀特将把捐献者的头从其身体上拿掉，给它换上一颗新头。这个新身体在逻辑上的接受方，按照怀特展望的那样，会是一个四肢瘫痪的病人。单说一件事，怀特说，四肢瘫痪病人的寿命一般是缩短了，他们的器官比正常人衰老得快。把他们（应该说他们的头）安装在新的身体上，你就为他们倒腾来10年、20年的生命，他们大体仍然是他们自己。高位的四肢瘫痪病人，脖子以下全瘫了，需要人工呼吸机，而脖子以上的一切运行正常。你倒是也可以说，那具心脏跳动的尸体被移植了一个新头。因为还没有哪个神经外科医生能把切断的脊髓神经重新连接起来，那么最终结果也仍然是一个四肢瘫痪的病人——但他不再是一个判了死刑的人。"这颗头能听声音、尝味道、看东西，"怀特说，"他能读书，能听音乐。脖子上装一个设备，他就能说话，就像扮演超人的里夫先生那样——他在事故中瘫痪了。"

1971年，怀特成就了不可思议之事。他把一只猴子的头切下来，然后把它接在第二只猴子（斩首了）的脖子根上。这个手术费时8个钟头，需要许多助手，每个助手都得到了详细的操作指南，包括站在哪儿，说什么话。在手术之前，怀特到了手术室，用粉笔在地板上用圆圈和箭头表示每个人的位置，像个足球教练一般。第一步，是为两只猴子做气管切开术，把它们接在呼吸机上，因为它们的气管马上就要被切断了。第二步，怀特切割两只猴子的脖子，但留着颈椎和主要的血管（两根颈动脉，输送血液到大脑；两根颈静脉，将血液送回心脏）不要切断。第三步，把献出身体的那只猴子的颈椎骨切断，并用金属片盖住身体的切口。对献出头的那只猴子做同样的事，也用金属片盖住切掉的头的底部。（在有待于重新组合的头和身体的血管重新接起来之后，那两块金属片要用螺丝刀固定在一起。）第四步，用柔软的长管，让身体的循环系统为其新头供血，然后把血管缝合起来。第五步，那颗头被从其原来身体的供血系统上切下来。

说起来简单，当然，做起来复杂得多。我轻描淡写，好像用一把小刀和一个针线盒就能把这整个事情办妥似的。你要得到更多细节，我就把你引向1971年7月那期《外科手术》（Surgery），里面有怀特关于手术的论文，配以用钢笔画的插图。我最喜欢的那张，画的是猴子的身体，它肩膀上边是一颗影影绰绰、鬼气森森的猴头，这表示这猴子的头刚刚还在的位置，一只轻佻的弧线箭头划过画面，指向第二个猴子身体上面的空白处，这表示第一只猴子的头如今要搬到此处。插图笔法干净、就事论事、不偏不倚，而真正的手术想必是一片忙乱，特别吓人；这正像飞机上的紧急逃生说明书一样，为那些正在坠毁的飞机的内部平添了一种井井有条、老生常谈的色调。怀特拍摄了手术过程，尽管我和他软磨硬泡了很长时间，但他还是没给我看录像。他说手术过程太血腥了。

这吓不到我。吓到我的，是在麻醉效果耗尽之际，猴子脸上的表情：它意识到了刚刚发生的事儿。在前面提到的那篇论文《猴子头部的交换移植》中，怀特描述过这一时刻："每颗头都明显感到外部环境的存在。眼睛追随进入其视野中的人和物，那些头仍然保持其好斗的天性，如果受到言语的刺激，它们会咬人，由此可证。"怀特把食物送进它们的嘴里，它们就咀嚼，并且试着吞咽——这恶作剧可有点不厚道了，因为食管还没有接上，吞也是白吞。这些猴子的新寿命，从6小时到3天不等，大多数死于组织排异或者失血。（为了避免血管吻合处发生血液凝固，这些动物早被注射了抗凝血剂，而这一举措却是拆了东墙补西墙。）

我问怀特，可曾有人挺身而出，乐意献头？他提到克利夫兰市的一个四肢瘫痪病人，年老而富裕。此公说得清楚：在他天年耗尽之前，如果身体移植手术臻于完善，他就愿意玩它一把。"臻于完善"是关键词。接受手术的人的忧虑是不想做第一个吃螃蟹的人。没有人想当一颗用来练手艺的头。

假如真有人豁出去同意了，怀特会一试身手吗？

"那当然。我看不出有什么理由说在人那里就不会成功。"怀特认为美国不大可能是率先进行人头移植的地方，这归咎于官僚习气和制度阻挠；关于激进的新手术，创造发明的人要面对这个。"你对付的是一种彻底革命性的手术嘛。那到底是全身移植呢，还是头部移植，大家琢磨不透了。还有另外一个问题。大家会说，'你得关心那些人，你用一个身体里的器官就能够救他们几个人的命；你可倒好，把那个身体全都给了单单一个人，还是个瘫痪了的人呢！'"

还有其他国家，那些国家不怎么爱管尸体的闲事儿，他们可能欢迎怀特过去，去谱写改头换面的历史。"我明天或许能在基辅做这个事儿。在德国和英国，他们更感兴趣。还有多米尼加共和国。他们想要我做这个。意大利希望我做这个。但是，钱从哪儿来呢？"即便在美国，费用也挡了路。如怀特指出的那样，"手术这么贵，得益的只有少数病人，谁会为这样的研究出钱呢？"

让我们假定，有人确实为研究出钱，怀特的手术也得以完善而可行。那么，有人身患绝症，干脆得个新身体，外加几十年的生命——尽管（用怀特的话）那是枕头上的头——能有这么一天吗？能有。不仅如此，而且随着受损脊髓修复术的进步，有朝一日外科医生或许能把脊髓神经重新接起来，这意味着那些头能离开枕头，开始到处走动，并且控制其新身体。没有理由认为有朝一日这一切就不可能发生。

认为那会发生，理由也没有几个。保险公司不大可能涉足如此昂贵的手术，这就把延长生命的这种特殊方法弄得高不可及，巨富的人是例外。为了让病入膏肓却挥霍无度的人活着，占用医疗资源，这有道理吗？我们这个文化不应该倡导对死亡采取一种理智而达观的态度吗？关于这个问题，怀特不想发表断语，但他仍然想做这个事。

有意思的是，怀特这位虔诚的天主教徒，是"教皇科学院"的成员，大约78位脑筋聪明的名士（连同他们的身体）两年一次飞往梵蒂冈市，为教会特别感兴趣的科学问题，帮助教皇跟上最近的进展：干细胞研究、克隆、安乐死，甚至其他行星上的生命。从某种意义上说，对怀特而言，这不是个合适的地方，因为天主教宣扬灵魂占据着整个身体，不单单占据大脑。在怀特与教皇的一次会面时，这个话题被提到了。"我对他说，'这个，圣座，我不得不认真地认为人类的精神或称灵魂，从身体上而言，坐落在大脑里。'教皇脸色凝重，未置一词。"怀特收住话头，低头看着咖啡杯子，好像后悔那天的坦率。

"教皇的脸色总是有点凝重吧，"我善解人意地说，"我的意思是，以教皇的财力和其他的一切。"我不禁把心里话说出来了：教皇或许是全身移植的一位不错的人选呢。"上帝知道，梵蒂冈有钱……"怀特瞟了我一眼。他这一瞟，意味深长。我搜集了一些报纸照片，是关于教皇为在法袍上的花费而遭到的非议。把此事告诉怀特，或许就不是个好主意了。那我就成了一个在背后嚼舌头的小人了。

特别是因为天主教既接受脑死亡的概念，也接受器官移植的举措，怀特就非常希望天主教会改变其死亡定义：把"灵魂离开身体之际"改为"灵魂离开大脑之际"。但是，教廷就像被怀特移植的那些猴头似的，仍然保持着其好斗的天性。

第 10 章　烧成灰，沤成肥

以及办理后事的其他方法

一头牛死在兽医院里，它不到太平间去。它到冷库里，就像在柯林斯堡的科罗拉多州立大学的兽医教学医院的那种冷库。和冷库中的大多数东西一样，尸体摆得尽可能紧凑。靠着一面墙，绵羊撂得像防洪沙袋。牛钩在天花板上，轮廓和半边牛肉相似。马，一劈两半，躺在地板上，宛如杂耍演员卸下的行头。

农场上的动物一死，就变为尸体的东西和实际的东西：一种等着打发的废弃之物，如此而已。没有灵魂转世，没有人来吊唁，在场的人可以随意采取实际的处理方法。打发尸体有更经济的方法吗？有更环保的方法吗？用遗体可以做一些有用的事吗？说到我们自己的死，在若干世纪中，对遗体的处理，撮合成了追悼会和向遗体告别。把棺材降到墓穴里，以及在更晚些时候，遥控的传送带慢慢把棺材运进火化炉，哭丧的都要在场。如今火化过程多数都避开送葬的人，追悼仪式和处理过程开始分开办理。这能够使我们探索新的可能性吗？

凯文·麦克比，是密歇根州的法明顿山殡仪馆的老板，他认为答案是肯定的。很快就有那么一天，他就计划那样处理死人，就像科罗拉多州立大学处理死羊死马那样。这个过程，你对饲养家畜的人说话，就说那是"组织消化"；你对麦克比说话，就说那是"去水"。发明人是名叫戈登·卡耶的一位退休的病理学教授，以及名叫布鲁斯·韦伯的一位退休的生物化学教授。麦克比是卡耶和韦伯的 WR2 公司的丧葬顾问，公司总部在印第安纳州的首府印第安纳波利斯。

处理尸体的丧葬目的，一直不为 WR2 公司看重，到了 2002 年春季才有所改观，当时佐治亚州诺布尔这地方的雷·勃兰特·马什，把各地火葬场从业者的好名声糟蹋到无以复加的地步。根据最后的统计，大约339具腐烂的尸体被发现于他的“三州火葬场”周围的地里——垛在棚子里，扔在水塘里，摞在水泥墓窖里。马什起先还申辩火化炉坏了，但它没坏。然后，一个说法传得沸沸扬扬，说他的计算机文件里有腐烂尸体的照片。事情好像是马什不仅仅是卑劣而缺德，而且还蹊跷得过分了。由于尸体数在增加，戈登·卡耶开始接到电话：6个电话来自火葬场的管理者，一个电话是纽约州的议员打来的，都想知道遗体组织消化器多久能问世，公众是否应该开始让火葬场关门大吉。（当时，卡耶估计还需要6个月。）

卡耶和韦伯的设备在几小时之内就能分解尸体组织，把它缩减为尸体重量的2%或者3%。剩下来的，是一堆失去了胶原蛋白的白骨，用手一捻就碎。其余的一切变成WR2公司宣传小册子上说的那种“咖啡色的”无菌液体。

组织消化依赖于两个关键因素：水和碱。在你把碱倒在水里的时候，你搞出的酸碱环境能够把水里的氢离子释放出来，把构成生物体的蛋白质和脂肪分解了。所以那叫“去水”，尽管显然是个委婉的说法，一个巧妙的术语。“你用水来分解尸体里的大分子的化学键。”卡耶说。但是，卡耶不曾对碱进行虚饰。此公在尸体处理界工作了11年。“那其实就是装着烧碱的高压锅。”卡耶这么描绘他的发明。碱干的多少就取决于你在把它吞下的时候干的那件事。你不能消化它，它消化你。与酸相反，碱的可爱之处，是在它发挥作用的时候，把自己弄成惰性了，可以安全地冲进下水道。

就处理死动物而言，组织消化颇有道理，这是没有问题的。它消灭病原体，更重要的，是它消灭感染性蛋白质（包括导致疯牛病的那种东西）；熔炼动物尸体不能可靠地消灭病菌。组织消化不像火化炉那样污染环境，因为不燃烧天然气；这个过程的费用比火化便宜大约10倍。

如果是处理人类遗体，此法有什么好处？对那些经营殡仪馆的人类而言，好处是便宜。一台殡葬用的消化器价钱比较便宜（不到10万美元）；正如说过的那样，运行的费用是1/10。消化器在农业地区特别合算；那里人口稀少，不能让一个火化炉成天烧着；火化炉最好是天天烧着。（生起火来，然后让它冷却下去，然后再反复地点火，这就破坏炉衬。理想的做法，是你希望火一直烧个不停，把炉温降得足够低，只为掏骨灰，再把另一具尸体续进去，但这得假定有许多尸体一个接着一个地排队。）

对那些不开殡仪馆的人，此法有什么好处？假如死者家人花的钱和火化费用一样，为什么有人会选择这种搞法？我问过麦克比（一个爱说话、自来熟的中西部人），他打算怎么在失去家人的那些人中开拓市场。"简单，"他说，"死者家人过来说，'我想把他烧了，'我就说，'没问题。你可以烧了他，你也可以采用我们的去水处理法。'他们就说，'那是啥啊？'我就说，'那个，它好像就是火化，但我们是用高压水而不用火来办这个事儿。'他们就说，'那成！咱们就那么办了！'"

媒体会煽动，"那里有碱啊。你们是用碱煮尸体啊！"我的意思是说，凯文，你是不是隐瞒了这事儿的好大一块儿呢？"哦，是的，他们会知道底细。"他说，"我跟大家谈过嘛，他们没有问题。"关于这两点，我拿不准是不是应该相信他，但我确实相信他下面的说法："再说，看着人烧了，也未必好看。"

我决定亲自看看这个处理过程。我联系了在佛罗里达州盖恩斯维尔市的州解剖学委员会的主席，在过去的5年里，消化器处理解剖室剩下来的尸体零碎——在这里，那名称是"还原火化"，以俯就州里的规定，说捐献的尸体应该火化。我没有得到答复，卡耶就把我引荐给科罗拉多州。我最终站在科罗拉多州柯林斯堡的这个存满死家畜的冷库中，来由就是如此了。

消化器坐落在一个装载台上，离冷库15英尺（1英尺＝0.304 8米）。消化器是一个不锈钢的大圆盆，大小和直径跟加利福尼亚的热水澡桶差不多。在盛满的时候，这两种容器装的热汤和怠惰的尸体，体积也相同：大约是1700磅（1磅＝0.453 6千克）。

今天下午操作消化器的，是一个嗓音柔和的野生动物病理学家，名叫特里·斯普雷彻（Terry Spracher）。斯普雷彻穿着长筒橡胶靴子，戴着橡胶手套。靴子和手套上都有血迹，他一直在做绵羊尸检嘛。[①] 不管他的工作职守是什么，他是一个爱动物的人。他听说我住在旧金山，就满面生辉，说他去过旧金山，很喜欢；他喜欢旧金山的理由，不是那儿的山，那儿的船坞，也不是饭店，而是"海洋哺乳动物中心"。这是少有人知的一个生态中心，建在海岸上，黏上石油的水獭和失去妈妈的海象在这里休养、放生。我猜和动物打交道的职业就是干这个。如果你和动物打交道是为了谋生，

---

① 他不曾使用"尸检"这个词，因为这个词的本义是指对同类物种死后的医学检查。从专业上来说，只有一个人对另一个人的死亡调查，才叫尸检——或者你可以假想一个非常不同的世界，一只绵羊调查另一只绵羊的死亡也可以叫尸检。

你一般也和它们的死亡打交道。

在我们的头顶上，那个镂空的筐子从安装在天花板轨道上的液压起重机上垂下来。一个沉默寡言、姜色头发的实验助手，名叫韦德·克莱门斯，按下一个按钮，那个筐子就滑过装载台，到了冷库门口，他就站在冷库门口。他在那里把东西装进筐子，他和斯普雷彻就把筐子引回消化器的上方，再让它下降到消化器里。"就跟炸薯条似的。"斯普雷彻悄悄说。

在冷库内部，从起重机上垂下来的，是一个大铁钩子。克莱门斯弯下腰把这个钩子钩在第二个钩子上，第二个钩子钩在马脖子根部的一块厚实的肌肉上。克莱门斯按了按钮。半边马就升起来了。这个景象是一种令人心悸的混合物：一方面是我们熟悉的马，温和而忧郁的马脸、缎子一般的鬃毛和脖子，小女孩会用小手去摸摸；另一方面却是断木机锯开的参差的血肉。

克莱门斯装上了半边马，然后是另一半，把筐子降下来，让本为一体的两半归于一处，严丝合缝得像是盒子里的一双新鞋。克莱门斯在商店里干过装袋工，他轻车熟路地又装上了一只绵羊、一头小牛，以及两个90加仑的"内脏桶"（是从尸检室来的，里头装的是说不上名字来的滑溜溜的东西），直到把筐子装满。

然后，他按了按钮，让筐子沿着天花板上的轨道做一个缓慢的短程旅行，越过装载台，去了消化器。我试图发挥想象力，想象一伙儿送葬者站在此处，正如他们站在墓穴边，看着卷扬机把棺材沉入地下，正如他们在殡仪馆的吊唁厅，注目观看传送带把棺材缓慢送进火化炉。当然，就殡葬消化过程而言，以尊严的名义，有些步骤需要文饰一番。用于殡葬的这套设备，将使用一个圆柱体的筐子，一次只处理一具尸体。此番景象，麦克比不觉得死者家人乐意驻足观瞧，但是"如果他们想看看这套设备，我们就很欢迎"。

筐子到位了，斯普雷彻关上消化器的钢制舱门，按了计算机控制台上的一系列按钮。你可以听到洗衣机的那种翻江倒海的声音，也听到化学品倒进了那个大缸子。

第二天，我回来看起筐过程。（就这么大的负载而言，这个过程一般需要6个小时，但科罗拉多州就需要更新下水道了。）斯普雷彻开了舱门，把盖子掀开。我没闻到什么味儿，我大着胆子、抻着脖子朝那个大缸里张望。现在，我闻到味儿了。那是一种浓重而粗暴的味儿，不提胃口，无以名之。戈登·卡耶说这味儿"像肥皂"，这叫人胡思乱想他是从哪儿买洗漱用品的。筐子看起来大致是空的；当你思忖那里头发生了什么事儿的时候，这就令人想入非非了。克莱门斯合上起重机的开关，筐子从机器里升起来。筐子底下是一个蹄子和半个骨架子。我算是相信了卡耶的话了：你拿手一捏，就能把这骨头捏碎。

克莱门斯打开靠近筐子底部的一个小门，把骨头耙进一个垃圾桶里。尽管这不像从火化炉里掏骨灰那么鬼气森森，我却难以想象如此扒拉会成为美国丧葬传统的一个部分。但是，在这里也是一样，如果把这法子搞成殡葬的手段，事情也不会正是这个样子。假如这消化过程成了殡葬之法，剩下的骨头会被弄干，或者是粉碎了撒掉（这是麦克比的设想），或者是装进"骨灰盒"，某种微型棺材，可以存放在墓窖里，或者埋在地下。

除了骨头，桩桩件件都化作汤水，消失在下水道里。我打破砂锅问麦克比，去世的亲人的分子，归宿却在城市的下水道系统里，他怎么面对这种可能令人心神不宁的现实呢？"公众对此似乎安之若素。"他说。与火化比照一下，他说，"你不是到了下水道，就是上了大气。对有环境保护意识的人而言，我们最好把某种无菌的、酸碱中性的东西弄到下水道里，而不是把水银（补牙的材料）释放到空气里。"[1]麦克比指望环境意识来推销这个处理方法。管用吗？

骑着驴看唱本，走着瞧。在2003年的某个时候，麦克比准备推出全世界第一台殡葬用组织消化器。

你只有看看丧葬的历史，才能意识到，要改变美国人处理死人的路数，还真不是一桩容易办到的事儿。理解此事的最好办法，是买一本斯蒂芬·普若瑟若的《烈焰净化：美国火葬史》（*Purfied by Fire A History of Cremaversity*）。普若瑟若是波士顿大学的宗教教授，一位大师级著作家，一位颇受尊敬的历史学家。他的书附有一个参考书目，提供200多种第一手和第二手的资料来源。等而下之的办法，是阅读下面的文字，那基本上是普若瑟若著作的一些厚实的小块儿，是经过我大脑的组织消化器消化来的东西。

令人啼笑皆非的是，在美国倡导火化的最早、最响亮的论据，竟然也是火葬比土葬较少污染。19世纪中期，大家广泛认为（错了）

---

[1] 和大规模的工业污染相比，火葬场排位很低。火葬场的悬浮物颗粒排放量是居民火炉排放量的一半，其一氧化二氮排放量相当于饭店里的烤架的排放量。（这没有什么可惊讶的，因为人体大部分是水。）最大的担忧来自补牙填料中的水银，水银会蒸发到空气里。按照美国环保署和"北美火葬协会"的联合调查，在火化过程中，每小时排放0.23克水银（每次火化大约产生半克水银）。1990年，英国进行了独立的研究，把结果发表在《自然》杂志上，估计每次火化平均释放3克水银——明显高很多，作者相信总量令人担忧。总而言之，与发电厂和火葬灰相比，死人的补牙产生的水银只占地球大气中的水银的很小一部分。

埋在地下的腐烂尸体释放有毒气体，污染地下水，从土壤里蜿蜒而上，在墓地里形成滞留不去的"瘴气"，弄脏空气，让那些从旁走过的人患病。作为清洁而卫生的替代手段，火化粉墨登场；如果不是美国最早的火化成了一场公关灾难，火化或许已经风行起来了。

美国的第一个火葬场建立于1874年，在弗兰西斯·朱利叶斯·勒穆瓦纳的地产上。勒穆瓦纳是一位退休的医生、废奴主义者和教育先驱。身为一位社会改革家，尽管他德高望重，但在他的丧葬清洁和净化运动中，他对个人卫生的那些信念却对他不利。按照普若瑟若的说法，他认为"造物主无意于让人的身体和水接触"，这意思是不洗澡，因此他走到哪儿，他都处在他个人的"瘴气"里。

勒穆瓦纳的第一位顾客，是一个名叫勒·帕姆男爵的人，此公将在一次公开的仪式中浴火升天，美国和欧洲的新闻记者得到邀请前来观瞻。勒·帕姆要求火化，其理由一直不清楚，但在纠结之中的某个地方，却是他深深地害怕被活埋，因为他自称见过一位女士，就是给活埋了嘛（想必埋得不深）。事情到头来是这样：在火葬场完工之前，勒·帕姆就先完了，那就必须把他的遗体善而藏之。他成了当年那种零打碎敲、想起一出是一出的尸体防腐技术的牺牲品：一群人咋咋呼呼，主要是一些不请自到的小市民，把盖在他凡俗遗体上的床单扯去，露出了他状态欠佳的面貌。有人在开粗鄙的玩笑。学童们掩口而笑。从全国来的报纸记者们，批评这个过程的那种嘉年华会一般的快乐气氛，批评那缺乏宗教仪式与合适的肃穆。火葬的万般苦心，却只落得死在一个过早的墓穴里。

普若瑟若揣想，弄个多少是世俗的葬礼，勒·帕姆把事儿搞错了。他自己的那个不动感情的悼词，不曾提到来世的生活和万能的上帝。他的火葬场的这种赤裸裸的功利主义设计（记者们把它比作"烤箱"，比作"大烟盒子"）触犯了美国人的敏感之心。美国人习惯于维多利亚式的葬礼，有循规蹈矩的道场，有相当破费的鲜花，有定制的华丽棺木。美国对异教徒的葬礼没有心理准备。直到1963年，天主教会，步梵蒂冈二世改革的后尘，放松了对火葬的禁令，用火化来处理尸体的举措才正儿八经地走上了正轨。（1963年是火葬的标志年。正是在那年的夏天，《美国式死亡》（The American Way of Death）出版，已故的作者杰西卡·米特福德开始揭露土葬业的骗局和贪婪。）

是什么东西鼓舞了历史上的那些丧葬改革家呢？普若瑟若主张，华而不实的宗教葬仪，一直令人厌恶。改革家们可能散发小册子，历数墓穴里的万般恐怖和对健康的威胁；但真让他们恼怒的，是传统的基督教葬礼太过破费和装腔作势：洛可可式的棺材、雇来的哭丧者、浪掷的钱财、毁弃的土地。像勒穆瓦纳这样的人，思想自由，就设想一种更干净、更朴素、返璞归真的举措。不幸的是，普若瑟若指出，这些人趋向于把殡葬功利主义搞得过火了，这惹恼了教会，疏远了公众。想想吧，一位美国医生推出了一个计划，要提高死人的有用性，手段是在火化之前先剥了他们的皮，好制皮革。想想吧，意大利的一位教授，倡导用尸体的脂肪点街灯，账目算得清楚：纽约每天死250个人，将产生30 600磅脂肪，可作一天的灯油。想想吧，提倡火化的亨利·汤普森爵士，坐下来算账：伦敦每年死80 000多人，如果用其骨灰当肥料，那会值多少英镑？算出来的数目是大约50 000英镑，尽管客户（假如有的话）会吃亏的，因为骨灰肥力不佳。如果你想用死人为你的花园上肥，你最好是按照海博士的法子来办。乔治·海博士是匹兹堡的一位化学家，倡导把尸体粉碎，用1888年关于此话题的报纸文章的说法，"如果不做其他考虑而仅仅是做肥料，最好是把尸体粉碎，使之尽可能快地降解为元素。"下面就是海博士的话，全文贴在"马萨诸塞州坎布里奇市奥本山公墓历史文献"的剪贴本里：

> 这种机器或许可以设计成这样：首先把骨头切成鹅卵石大小，然后切成弹子大小，然后用粉碎机和蒸汽机的力量把这种破碎之物搅成肉馅。到了这一步，我们就把整个尸体搞成了一种同质的混合物，是糨糊状的生肉和骨头混在一起。这种东西现在就要用121.1摄氏度的蒸汽热量来彻底烘干……因为我们首先希望把原料分解为便于操作的状态，然后我们希望给它消毒……一旦到了这一步，这东西就可以卖个好价钱，可作肥料。

这就把我们带到了用人类尸体当肥料的现代运动，无论你有没有心理准备。为此我们必须到瑞典走一遭，到一个名为莱壤（Lyrön）的小岛，在哥德堡的正西方。47岁的苏珊·维格马萨克，生物学家兼企业家，家在莱壤岛上。两年前，维格马萨克成立了一家名为普罗米萨的公司，试图废除火葬（70%的瑞典人都同意），以技术强化的手段，把尸体搞成有机肥。这可不是癫狂的绿色小团体搞的夫妻店。维格马萨克得到了国王卡尔·古斯塔夫和瑞典教会的支持。她让那些火葬场争当第一，把一个瑞典死人搞成肥料。她搞到了一个瑞典死人，准备动手（一个晚期病人在广播上听到她讲话，就联系她；他死后就成了斯德哥尔摩的一个冰箱中的居民）。她还取得了一家大公司的支持（一家国际性的专利公司），让200多份报纸发布消息。德国、荷兰、以色列、澳大利亚和美国的殡葬业和企业家纷纷表示有兴趣把普罗米萨公司的技术引进到他们自己的国家。

几年之间，她似乎成就了火化倡导者花费了一个世纪才干成的事。

这确实令人刮目相看，不要忘了她倡导的事情不久之前就有非常相似的先例，那就是乔治·海博士的想法嘛。让我们假定一个男人死在瑞典城市乌普萨拉，他生前看过教堂发的遗愿盒，盒子里说，"如果那个冷冻干燥的生态学殡葬新方法在我死之际臻于完善，我就愿意采取此法。"（这种设备仍然在开发中；维格马萨克希望它在2003年的某个时候可以建成。）这个男人的尸体将被送到一个部门，这个部门得到授权，可以使用普罗米萨公司的技术。他将被沉到一个装满液氮的大桶里冷冻起来。他接着就按部就班地被转到第二个大桶里；在第二个大桶里，或者是超声波，或者是机械振动，将被用来把他那个易碎的自我破碎成小块儿[1]，大小和

---

[1] 冷冻的尸体易于粉碎，因为它大部分是水。究竟有多少水，是一个可争论的问题。用谷歌搜寻一番，找到了64个网站说"人体70%是水"，27个网站说那有60%的水，43个告诉你那是80%或者85%，12个说是90%，3个说是98%，1个说那是91%。关于海蜇或称水母，意见比较一致。海蜇的98%或者99%是水；你难得见到海蜇干，原因在此。托德·阿斯托瑞纳，是马里兰州索尔兹伯里大学的"运动科学项目"主任，能肯定地回答这个问题，还带一位小数：我们的73.8%是水。他说，这个数字是算出来的，方法是他让志愿者喝下一定量的水，其中含有示踪剂。4小时后，给被试者采血样，记录示踪剂的稀释浓度。你或者托德据此可以算得出来身体里有多少水。（身体里的水越多，血液里的示踪剂就越稀薄。）用水的重量除以体重，就是答案。科学不是很厉害吗？

土坷垃相似。这些碎块仍然是冻着，将以冷冻法干燥，然后用作复合肥料，可以为教堂墓地或者私家院子里的那些纪念树或者灌木上上肥。

乔治·海和苏珊·维格马萨克之间的区别是：海博士建议我们用死人喂庄稼，朴素地注重实际，要用死人的尸体来干某种有好处、有用的事情。维格马萨克不是一个功利主义者。她是一个保护环境的人。在欧洲一些地方，环境保护主义类似于自成一家的宗教。为此原因，我认为，她理当成功。

要理解维格马萨克的想法，去看看她的复合肥堆，是有帮助的。她和家人在莱壤岛租了一个地方，那堆肥料就在库房旁边一英亩半（1英亩=6.070284亩）的地里。维格马萨克向访客炫耀她的肥堆，那架势好像美国人炫耀新的娱乐中心或者小儿子的学业成绩。那是她的骄傲，不带夸张地说，那是她的快乐。

她把铁锹插在肥堆里，掘起一锹肥沃的肥料。那东西很复杂，满含说不出名堂的碎块，宛如没有大人监督的孩子烤宽的面条。她指给我们看，里头有鸭子的羽毛，那鸭子是几星期之前死的；有贻贝的壳子，那是在岛的另一边她务农的丈夫弄来的；还有卷心菜，是上星期剩下的卷心菜色拉。她说，腐败和沤肥不同。人的需要和沤肥的需要是相似的，都需要氧气、水，以及不离37摄氏度的温度。她指出：我们都是自然之物，都是用相同的基本原料制造的，也都有相同的基本需要。我们没有什么不同，在一个非常基本的层面上，从鸭子、贻贝到上星期的卷心菜色拉都一样。因此，我们应该尊重大自然，等我们死的时候，我们应该把我们自己还给土地。

好像是感觉到她和我的意见不尽相同，维格马萨克问我沤不沤肥。我解释说，我没有花园。"哦，是那样。"她认为这是实话实说。我的感觉却是：对维格马萨克而言，这说法不比招供了杀人放火好多少。我比平时更喜欢上星期的卷心菜色拉了。

她又转向那堆肥料。"堆肥不应该招人讨厌，"她说，"堆肥应该是可爱的，应该是浪漫的。"她对死尸的感觉也与此相似。"对于新的生命而言，死亡是一种可能性。尸体变成了某种别的东西。我希望那种别的东西尽可能地积极。"她说，大家批评她，说她把尸体贬低为园子里的枯枝败叶。她不这么看。"我说，让我们把花园里的枯枝败叶提升到人类尸体的高度。"她这么说的意思是，有机物不应该被视为废物。它应该得到回收利用。

我正等着维格马萨克把铁锹放下，这铁锹却凑近了我的鼻子。"闻闻"，她敦促我。我可不想差强人意地说沤的肥闻起来浪漫，但这东西的气味不像腐烂的卷心菜。与我近来闻过的某些东西相比，它简直就是一盆花。

苏珊·维格马萨克将不是把人尸沤成肥料的第一人。那份光荣属于一个名叫蒂姆·埃文斯的美国人。我听说埃文斯，是那次我去访问田纳西大学的人体腐烂试验场的时候（见第3章）。埃文斯是一个研究生，研究人体分解，想为第三世界国家提供一个替代性的办法；那些国家的大多数人都买不起棺材，也拿不出火化的钱。在海地，在中国的一些农村地区，埃文斯告诉我，无人认领的贫家尸体常常扔到露天矿坑里。在中国，当时尸体是用高硫煤烧掉的。

1998年，埃文斯弄来一具游手好闲的人的尸体，他的家人把这尸体捐献给了大学。"他永远也想不到他最终成了一个用来沤肥的伙计。"在我给埃文斯打电话的时候,他回忆说。这多半也不错。为了提供分解组织的必要细菌,埃文斯把这具尸体和粪便以及从牲口棚里弄来的木屑沤在一起。尊严问题抬起了它娇弱的头。(维格马萨克不用粪便,她计划在每一盒尸体里混合"小剂量"冻干的细菌。)

因为这人埋在地下,埃文斯必须带着一把铁锨出去,去把他扒拉出来三四次透透气。这就是维格马萨克要把尸体粉碎的原因,用振动或者超声波来粉碎。小块的尸体容易浸透氧气,因此分解和吸收得快,可以马上用来上肥。部分因为,那也事关尊严和观感。"在用尸体沤肥的时候,尸体必须弄得认不出来是谁。"维格马萨克说,"必须弄成小块。一家人围坐在餐桌周围,有人说,'埃文斯,该轮到你出去翻动一下母亲。'这场景不敢想象。"

确实,埃文斯干的确实是一份苦差,尽管在他那里,难的不是事情本身,而是环境。"到那儿很难。"他告诉我,"我常常想,我在干什么啊?到我的粪堆那儿,我得戴上墨镜。"

要把一个人沤成肥,让他完全重归于泥土,费时一个半月。埃文斯对这个结果很满意,他说那是"真正油黑而肥沃的东西,很有保持水分的能力"。他主动要送给我一份样本,这可能违法,也可能不违法。(跨越州界运送一具未经防腐处理的尸体,你需要得到许可,但关于沤成肥的尸体,没有法律条文。我们决定不管那一套了。)埃文斯注意到,在沤肥过程完成之际,苗壮的杂草从沤肥罐子里长出来,他感到很高兴。他一直担心尸体里的一些脂肪酸,如果不完全分解,会让植物的根子中毒。

到最后，海地政府婉言谢绝了埃文斯的建议。埃文斯和他的指导老师阿帕德·法斯准备了一份白皮书，论述用人尸沤肥的实际好处（"……原料可以安全地用在地里，改善土壤品质，或者作为肥料"），但没有得到回复。埃文斯计划和南加利福尼亚的兽医们合作，让养宠物的人知道沤肥的办法。和维格马萨克一样，他展望家家户户都栽树或者灌木丛，以吸收死者的分子，那些植物就成了活的纪念碑。他对我说，"这近于说科学能够使人再生嘛。"

　　我问埃文斯，他是否计划尝试一番，打入丧葬市场。他回答说，这里有两个问题。如果我问的是他是否想让大家知道用尸体沤肥的办法，他就回答"是"。但是，他是否想让殡仪馆知道这个处理方法，他就拿不准了。"使我对此感兴趣的事情，有一件是我鄙视丧葬工业目前的举措。你不应该为死而被迫付一笔巨款。"说来说去，他是希望通过他自己的公司来为大家提供新死法。

　　我于是就问，他怎么让大家听到他的话，怎么让事情运作起来，对此他是怎么设想的。他说，他已经试图让一个名人对这桩事业发生兴趣。他希望的是：像保罗·纽曼或者沃伦·比蒂这样的电影明星，或许同意把他们的尸体沤成肥，正如心理学家蒂莫西·利里（Timothy Leary）把他自己葬在太空里。在埃文斯住在堪萨斯州的劳伦斯市的时候，他打电话给该州的小说家威廉·苏厄德·伯勒斯（William S.Burroughs），认为这个行为古怪、行将就木的人值得考虑。电话白打了。他最终确实尝试联系保罗·纽曼。"他的女儿开了一家马场，为残疾儿童做康复训练。我认为我们可以使用粪便。"埃文斯说，"他们多半会想，'这个病态的家伙。'"埃文斯不是个病态的家伙。他仅仅是一个思想自由的人，谈的话题是大多数人干脆不敢想的。

埃文斯的指导老师阿帕德·法斯，把事情总结得最好："用人尸沤肥是可能引人入胜的。我只是认为这个国家的思想水平还不够。"

瑞典的思想水平很够了。化身为一棵柳树或者一丛杜鹃"继续活着"，对一个满是园艺师和实行回收利用的国家而言，这个想法或许容易有感召力。我不知道有多大百分比的瑞典人有花园，但植物对他们似乎很重要。瑞典商行的盆栽多得像小树林。（在延雪平市路边的一家饭店里，我看到旋转门里种着一棵榕树。）瑞典人是务实的人，是欣赏简洁、憎恶虚饰的人。瑞典国王的信笺上简简单单地只印着他的印章，远远看去，它显得是一种奶油色的普通纸。旅馆房间的家具，通情达理的旅游者倒是够用，再没有其他的了。① 有一打纸，不是三打，卫生纸的末端也不弄成三角形。被冻干，被化简成一袋子卫生的复合肥料，然后与一棵植物融为一体，我琢磨着，或许合乎瑞典的精神气质。

对于用人尸沤肥运动而言，这还不仅仅是在合适的时间把瑞典弄成合适的地方的唯一的事情。火化炉在瑞典遭受了环境保护条例的打击，因为它排放补牙材料中的水银。在此后两年，许多火葬场需要花钱更新设备。购买维格马萨克的机器，她说，花的钱少

---

① 有时候缺了某种东西。在哥德堡的兰德维特机场旅馆，我的商务级别的房间没有钟。我猜，没有钟想必是出于这么一种考虑：商人可以直接看自己的手表嘛。电视遥控器没有静音钮。我设想，瑞典的遥控器设计师在干净的会议室里安静地讨论，"哎呀，英格玛，你可以用手把音量调低，那你为什么非得要个特别的按钮呢？"

于那些火葬场遵守政府规定所需要的费用。土葬在瑞典不流行也有几十年了。维格马萨克解释说，瑞典人不喜欢土葬的部分原因，可能归于如下这个事实：在瑞典，你必须和别人共处一个坟墓。在25年之后，坟墓被重新打开，"戴着防毒面具的人"，照维格马萨克的说法，把你拖出来，把墓穴挖得更深一点，把另外一个人摞在你的上面，再埋起来。

这不是说普罗米萨公司畅行无阻。如果制肥成了现实，主持葬礼的、造棺材的、为尸体防腐的，这些人的工作会受到影响，会丢了饭碗；维格马萨克必须说服这些人。昨天，她在瑞典延雪平市教区牧师会议上讲话。这些人关心墓地纪念园里的那些"人树"。在她讲话的时候，我扫视听众，期望看到耻笑和翻白眼，但我没看到。他们大多数的评论似乎都是积极的，尽管我说不上来他们说的是什么，因为他们的评论是用瑞典语说的，为我当翻译的人以前不曾做过翻译。他常常看一张纸，纸上列着与殡葬和人尸沤肥有关的瑞典语和英语的词语对照表。讲着讲着，一个身着深灰色套服的秃顶男人举手说，他认为制肥把身为人类的那种特殊性剥夺了。"在这个过程中，我们等同于某些死在林子里的动物。"他说。维格马萨克解释说，她只关心遗体；灵魂或者精神，则按照老习惯由死者家人定夺，在追悼会或者祈祷仪式上来打理。他似乎听不进这种解释。"你看看这屋子里。"他说，"除了100袋子肥料，你没有看到别的什么吗？"我的翻译对我耳语，说这个男人是一个主持葬礼的。他们当中的三四个人跟会议过不去。

维格马萨克讲完了，这群人就移到大厅的后面去用咖啡和点心。我凑近那个穿灰套装的男人和他殡葬业的同事。在我对面，坐着一个白发男人，名叫科特。他也穿着套装，却是方格子的。科特神态快乐，真难以想象他是开殡仪馆的。他说，他认为有朝一日符合生态的丧葬会成为现实，或许在10年之后。"通常是牧师告诉大家怎么做这件事。"他说，他指的是悼念仪式以及对遗体的布置。"如今是大家告诉牧师怎么做。"（按照普若瑟若的说法，如果是火化，事情就是如此。撒骨灰的部分吸引人之处，是它把最后的仪式从殡葬业者的手里夺走了，交到了死者亲友的手里，这使亲友们自由地做些更有亲情和意义的事情，而不是殡葬业者寻思的那些事儿。）

科特补充说，瑞典的年轻人最近开始对火葬疏远了，因为它制造污染。"如今的年轻人到奶奶那里说，'我向您推荐一个新法子——冷浴！'"然后他就笑着鼓掌。我断定这样的人就是我希望为我操办后事的人。

维格马萨克加入我们这几个人。"你是一个很好的推销员啊。"穿灰套服的男人对她说。他为斯堪的纳维亚半岛最大的殡葬公司佛纳斯工作。这人让维格马萨克领受了这句恭维，然后切入正题："但你还没有说服我啊。"

维格马萨克也不含糊。"我就想到我会遇到些抵触嘛，"她对他说"在我讲话的时候，看到听众里的几乎每个人都很愉快，那就是我惊讶和高兴的理由啊。"

"相信我，他们并不愉快哟。"这男人腔调友好。如果我没有一个翻译，我还当他们在评论点心呢。"我听到了他们在说什么。"

在驾车回莱壤岛的时候，穿灰色套装的男人得到了一个绰号——老滑头。

"我希望在明天别见到他。"维格马萨克对我说。次日下午3点，在斯德哥尔摩，她按照程序在佛纳斯公司的高级区域经理面前发表了一个讲话。她能在那儿讲话，是一桩值得骄傲的事。两年前，他们不理睬她的电话。这一次，打电话的却是他们。

苏珊·维格马萨克不穿正装。她在讲话时穿的服装，美国的着装专家会称之为"高级休闲"裤子和针织衣。她齐腰的麦色长辫子甩在后背。在这种讲话上，她不施粉黛，但她的脸微泛桃红，平添一种青春的神采。

以前，维格马萨克的外貌帮过她大忙。回顾1999年，在她见到瑞典教会的牧师们的时候，维格马萨克略无商人习气，让他们放宽了心。"他们对我说，'你还真不是个卖货的。'"她告诉我，她穿了一身旅游服去了佛纳斯在斯德哥尔摩的总部。她真不是个卖货的。作为普罗米萨公司51％股票的股东，只要新方法启动，她就能坐收一大笔钱，但赚钱显然不是她的动机。自从17岁，维格马萨克就是一个铁杆的生态保护者。这个女子，坐火车，不开汽车，不想让她自己成为环境的一个太重的包袱。既然西班牙的海滩足够好，她就不赞同坐飞机到泰国度假，理由是喷气机燃料烧得没有必要。她很乐意承认普罗米萨公司很少和死亡打交道，而是和自然的万事万物打交道，这在本质上就是传播生态福音的渠道。死尸吸引媒体和公众的注意，这种方式是环境保护思想本身所达不到的。在社会活动家当中，她出类拔萃：一个并不向皈依者喋喋不休地说教的环境保护主义者。今天就是一个好例证。殡葬业的10位主管准备着座谈一小时，谈谈通过有机制肥的办法复归土地的重要性。这样的事情常有吗？

佛纳斯总部占了斯德哥尔摩的一座并无特色的写字楼3层位置比较好的那部分。室内装修设计师撇开了他们的老套路，为周围环境注入了色彩和自然。几张咖啡桌错落有致，被某种室内盆栽树构成的树篱围着；树篱里面立着一个清亮的热带鱼缸，大小有一扇厚玻璃板窗户那么大。哪儿也不见死亡的踪迹。服务台上却有一笸箩免费的衣帽刷，上面印着佛纳斯公司的徽标，明显地提醒我注意死亡的影子。

维格马萨克和我被介绍给公司的副总裁伍尔夫·赫尔辛（Ulf Helsing）。伍尔夫这名字，我听着耳熟，尖耳朵的小精灵不是就叫"厄尔夫"吗？这引起了哄堂大笑。赫尔辛穿得和这大厅里的其他小精灵一样：同样的灰套装，配着同样的品蓝衬衫，颜色同样素雅的领带和佛纳斯公司的银质领带夹。我问赫尔辛，为什么佛纳斯发起这个会议。正如维格马萨克想象的那样，佛纳斯是准备采用冷干技术的瑞典火葬场（不久前还是教会管理的）。殡仪馆仅仅是让顾客知道有别种选择 —— 他们也可以不选择，这要看他们怎么决定。"我们在报纸上一直这么说，我们一直低调。"赫尔辛的回答高深莫测，"到时候了，我们该多听听了。"决定开这个会议，可能是因为这么一个事实：佛纳斯网站有个普查，300访问者中的62％回答说他们对符合生态的殡葬感兴趣。

"你知道。"赫尔辛补充说，一边搅动着咖啡，"把尸体冷冻干燥并非一个新主意。你们国家一个人，在大约10年前，想到这个事儿。"他谈的是俄勒冈州尤金市的退休科学教师菲利普·贝克曼（Phillip Backman）。维格马萨克跟我讲过贝克曼。和蒂姆·埃文斯以及在往昔倡导火葬的那些人一样，贝克曼厌恶华而不实的殡葬。他在阿灵顿国家公墓度过了几年,为军人办后事;很多时候,没有人来搞葬礼。这种情况,再加上他是学化学出身的,使他对把冻干作为代替土葬这种可能性感兴趣。他知道液氮(一些工业过程产生的废料)比天然气便宜。(维格马萨克估计每具尸体花费30美元的液氮,每次火化需要的天然气花费大约100美元。)因为把完整的尸体冻干需要一年多,所以把冷冻的尸体切成小块,便于快速冻干。他建议用机器来操作。"那就像用机器剁牛肉。"赫尔辛这么告诉我。(维格马萨克后来告诉我,"那是一台锤式粉碎机。")贝克曼为这种方法申请了专利,但当地殡仪馆反应冷淡。"没有人想讨论这个东西,我也就听之任之了。"

会议按时召开。这个公司的10个区域主管,连同他们的笔记本电脑,饶有兴味地聚集在会议室里。维格马萨克开始谈有机遗体与无机遗体的区别,为什么骨灰含有很少的肥力。"在我们把遗体烧掉的时候,我们没有把它们交还土地。我们是从自然中长起来的,因此我们必须把遗体还给自然。"听众似乎在洗耳恭听,只有我的翻译和我在后排交头接耳,好像小学校里没有教养的女孩。我注意到赫尔辛在写。起先他显得是在记笔记,但他接着把那张纸折起来;在维格马萨克转过背去的时候,他就让大家把这个纸条从桌子上传过去,一直传给了一个人,这人把条子压在笔记本下,此时维格马萨克又转过身来。

他们让维格马萨克谈20分钟,然后他们开始提问。赫尔辛带头发问。"我们有一种伦理问题。"他说,"一只麋鹿死在林子里,并且回归于土地,那仅仅是躺在地上死了。如今你要做的事情,是把尸体分解。"维格马萨克回答说,其实,一只死在林子里的麋鹿,可能被食腐动物撕裂并吃掉了。无论什么动物吃了这只麋鹿，它的粪便就类似于用麋鹿沤的肥，这等于成就了可喜的目的。她不觉得这是死者家人感到不舒服的某种事情。

赫尔辛的脸有点发红。他不希望事情朝这个方向发展。他坚持说："但是，以这种方式把尸体剁碎，你看不出其中的伦理问题吗？"维格马萨克以前听到过这种论证思路。在这个项目的早期，他联系过丹麦的一家超声波公司的一位技术专家，这位专家拒绝与她合作，理由正是这个。他感觉把超声波说成破碎尸体组织的非暴力手段，是不诚实的。维格马萨克未被吓住。"听着。"她对殡仪馆的这些人说，"我们都知道，把一具尸体化为粉末是需要某种能量的。但是，超声波起码有一个正面形象。你看不到暴力。我认为可以让死者家人站在玻璃墙后面，看这个事情的发生。我认为这可以让一个孩子看，这个孩子不会吓哭。"大家面面相觑。有个人轻轻敲打钢笔。

维格马萨克稍微回转，采取守势。"我认为，如果你把一个摄像机放在棺材里，我们就不想看我们那副样子。那个结局很可怕。"

有人问，为什么冻干这个步骤是必要的。维格马萨克回答，如果你不把水分去掉，那些小块就开始腐烂，在你把它弄到地里去之前，就会发臭。但是，那个男人反驳，你不可能把水都去掉，因为人体的70％都是水。维格马萨克努力解释说，我们每个人体内的水，天天都在变。水来自外界。水来了，又走了，你身体里的水分子和别人体内的水分子是打成一片的。她指着这个男人的咖啡杯。"你现在喝的咖啡，曾经是你邻居的尿。"你不得不佩服这么一个女人，在对大公司讲话的时候，她敢甩出"尿"这个字眼儿。

先前敲打钢笔的那个男人提出了一个问题，人人确实都想到了这个问题：棺材以及由棺材来的利益会消失；生态丧葬运动就意味着这回事。维格马萨克的设想是冻干的粉末状遗体将装在一种小型的棺材里，用玉米淀粉制造，可以降解。"那是一个问题。"维格马萨克承认，"人人都会恨我。"她笑笑。"我猜我们必须有一种新思维。"（和火葬一样，可以租用一般的棺材，用来进行悼念活动。）

火葬论者曾经面对相同的反对意见。多少年来，照斯蒂芬·普若瑟若的说法，殡葬业者有义务告诉客户撒骨灰违法；其实，有几个例外，那是不违法的。死者家人不得不买骨灰瓮，不得不在骨灰安置所买个位置，甚至买通常的墓地位置，来埋骨灰瓮。但是，死者家人坚持自作主张，举行简朴而有意义的仪式，撒骨灰的做法就风行开了。正如用租来的棺材办丧事一样，用硬纸板制造的便宜"火化棺材"也便于火化。"世上有出租棺材的，其唯一的理由，"凯文·麦克比曾经告诉我，"是出于公众要求。"从普罗米萨公司成立之时起，公司就得到了广泛的关注，这迫使丧葬业考虑这么一种可能性：不需要多久，大家或许就来找他们，要求被做成肥料。（去年，瑞典的一家报纸搞了一个民意测验，40％的响应者说他们愿意被冻干，用来为植物上肥。）瑞典的殡仪馆或许不会很快就积极推荐生态葬礼，但它们怕是无力阻挡之。佛纳斯公司的区域主管，友好而年轻的彼得·格伦森，早先曾经对我说，"某种事情一旦转起来，要挡住它，颇不容易。"

最后一个问题，来自伍尔夫·赫尔辛邻座的那个人。他问维格马萨克，她是否打算首先在市场上用这种技术处理动物尸体。她坚决不许这种事情发生。如果大家知道普罗米萨公司是一家处理死牛或者猫狗的公司，她告诉这个人，那就丧失了尊严，而把这种技术用于人类一定要有尊严。把必要的尊严赋予把人类做成肥料这件事，可想而知是困难的，起码在美国是困难的。不久前，我打电话给美国天主教主教大会（罗马天主教会在美国的喉舌），问他们对取代土葬的冻干和制肥技术的看法。我的电话被转给了在教义办公室的约翰·斯特林科夫斯基主教大人。主教大人承认制肥滋养土地与西多会僧人用裹尸布下葬少有差别，也类似于教会批准的海葬（如他说的那样，尸体将为鱼类提供营养），但制肥这个主意却让他吃惊，认为那缺乏敬意。我问他为什么这么说。"那个，我小的时候，"他回答，"我们挖个坑，把苹果皮埋在里面，把苹果皮沤成肥。那不过是我的联想罢了。"

在通话的时候，我问斯特林科夫斯基主教大人对"组织消化"的看法。他回答得有些迟疑，说教会反对"把人类遗体排到下水道里这个主意"。他解释说，罗马天主教会感觉人类的遗体总应该得到有尊严的葬礼，无论是遗体本身还是骨灰。（撒骨灰是一桩罪。）我解释说，那个公司计划在系统上加一个可选的脱水器，能够把带液体的遗体干燥成粉末，然后可以埋葬，就好像埋骨灰一样，话说到这儿，电话线那边不吱声了。最后，他说，"我猜，那或许没有问题。"你能感觉到斯特林科夫斯基主教大人是巴不得我把电话挂掉。

固体的废料处理与葬礼之间的界限，必须好好维持。有意思的是，这正是环保署不管火葬场的事儿的理由之一，因为管它们的事儿，那就要在《清洁空气法案》第129条（涵盖"固体废料焚化炉"）之下颁布相关规定。在华盛顿的美国环保署排放标准局的佛瑞德·波特（Fred Porter）解释说，那将意味着"我们在火葬场火化的东西是'固体废料'"。把美国人死去的亲人称为"固体废料"，环保署可不想为此招骂。

维格马萨克或许能够把制肥技术搞成主流，因为她知道以敬意处理遗体的重要性，那完全不同于处理废料，也知道死者家属需要他们的亲人得到一个有尊严的结局。当然，从某种程度上说，尊严体现在外表的包装上。当你接着往下走的时候，那就没有什么尊严的路可走，无论那是腐烂、火烧、切割、组织消化还是制肥。说穿了吧，这些方式全都不赏心悦目。这种事儿需要小心翼翼地使用考虑周到的委婉语——葬礼、火化、解剖、去水、生态葬礼——要把事情说得不令人蹙眉。

我曾经认为海军的传统葬礼听起来怪不错。我想象了这么一幅画面：太阳照在大洋上，海水碧蓝无垠，人不知身在何处。接着有一天，我和菲利普·贝克曼谈了一次话，他提到处理尸体的最干净、最快捷，在生态上也最纯粹的方式，是把尸体扔到一个潮水池里，池子里满是丹金尼斯螃蟹。这种螃蟹显然喜欢吃人，那馋劲儿正如人喜欢吃螃蟹。"两天之内就功德圆满了。"他说，"全都回收利用了，干干净净，无微不至。"我对海葬的偏爱（蟹肉自不待言）——突然之间，无影无踪。

维格马萨克讲完了，大家鼓掌。如果他们和维格马萨克都认为对方是敌人，那么双方演戏的功夫就过于精湛了。在出门的时候，一位摄影师请我们和赫尔辛以及另外两位主管在一起弄姿作态，好拍张照片发到公司网页上。我们都一只脚站着，肩膀前倾，在前门廊的柱子之间，像服装土得掉渣的美国嘟哇帮腔合唱队。在我用佛纳斯公司的衣帽刷的时候，我听到赫尔辛说，公司计划在网站上链接普罗米萨公司。一种小心谨慎的友谊已经达成了。

在从延雪平到在莱壤岛上维格马萨克的家的半路，在山上有一处墓地。如果你一路驾车穿过这墓地的背面，你会来到一小片地，教会某一天将在那里掘更多的坟墓。向上开到一片尚未收割的草场，在杂草间有一小丛杜鹃花。这里就是普罗米萨公司的试验坟墓。去年12月，维格马萨克炮制了与一具150磅重的人类尸体相似的东西，用的是冻干的牛血和冻干的碎牛骨和牛肉。她把这种粉末放在一个用玉米淀粉做的盒子里，把这盒子埋在一个浅坟里（35厘米深，因此这种肥料仍然能得到氧气）。在6月，她会回来挖挖看，以确保盒子已经分解了，其中的东西也开始了其超自然的旅程。

维格马萨克和我默默地站在那个无名无姓的牲畜的墓边，似乎在凭吊。现在夜幕降临，难以看清那丛杜鹃，尽管它看上去颇为茁壮。我对维格马萨克说，我认为此事了不起；为探索一种符合生态的实在而有意义的纪念方式，了不起。我告诉她我支持她，她是花儿，我就是根；我赶紧对这种煽情重新措辞，不提"根"了。

我就是"根"。我希望维格马萨克成功，我希望WR2公司成功。生前死后，我都做这种选择。有我的支持，维格马萨克受到了鼓舞，正如她得到了瑞典教会、她公司的赞助者以及在民意测验中反应积极的人的支持一样。"知道我没疯，是很重要的。"在晚风吹拂着纪念那头牛的杜鹃叶子的时候，她如此吐露心迹，"在过去和现在，都重要。"

第 11 章　作者的遗体

她捐不捐

把遗体捐给医学科学，在解剖学教授中，是一个历史悠久的传统。加利福尼亚大学旧金山分校的教授休·帕特森，我访问过他的解剖室，如此看待此事："我喜欢教解剖学，瞧着吧，我死之后也搞解剖学。"他告诉我，他觉得他在欺骗死神。按照帕特森的说法，文艺复兴时期帕多瓦大学和博洛尼亚大学可敬的解剖学教师们，在死神带走他们的时候，就让最优秀的学生把他们的头骨制成解剖学展品。（有朝一日你到帕多瓦，你可以看到这些头骨中的一些，在大学的医学院里。）

我不教解剖学，但我理解这种冲动。若干月之前，我想入非非地希望变成一具骨架子，放在医学院的教室里。若干年前，我读过美国科幻小说家雷·布拉德伯里（Ray Bradbury）的一个故事，讲的是一个人痴迷于他自己的骷髅。他想来想去觉得有一个能知善感、居心不良的东西住在他身体里，一直住到他死，住到他慢慢化作一堆白骨。我开始寻思我自己的骨架子，我身体里的这坚硬而美丽的东西，而我将无缘见到。我不把它视为我的篡位者，而是看作我的替身，是我在尘世永垂不朽的手段。"我喜欢在屋子里优哉游哉，无所事事，瞧着吧，我死之后，定然这么做。"除此之外，如果幸有来生，而且也可以重游老家地球，我就能砰地一下子闯进医学院，最后看到我的骨架子是什么样子。在我离去之际，我的骷髅将继续活在某个阳光明媚、吵吵闹闹的解剖学教室里。这个主意我喜欢。我想成为未来的某个学生脑袋里的一个神秘之物：这个女人是谁？她以前是干什么的？她是怎么流落在这里的？

当然，以老套路来捐献我的遗体，我这个神秘之物就很容易遭逢危险。捐给科学的尸体有80%以上用于解剖室。最可肯定的，这具身陷解剖室的尸体占据着解剖学家的思想和梦想。对我而言，问题是：骨架子看不出年龄，看起来赏心悦目，而一具八十老妇的尸体皱皱巴巴、死气沉沉。年轻人吓得瞠目结舌，反感我那松垂的皮肤和萎缩的肢体。想到这，特别不提情绪。我现在43了，他们已经流露出厌恶之色了。变成一具骨架子，似乎是不那么令人羞臊的路数。

我真的不远千里去联系过新墨西哥大学的麦克斯韦人类学博物馆，他们接受尸体专为得到骨架。我对那里的那个负责的女人谈了我的书，说我想来看看骨架子是怎么做的。在布拉德伯里的故事集里，主人公的结局，是一个装扮成美女的外星人，把他的骨头从他的嘴里拖了出来。虽然他落得像是客厅地板上的一堆海蜇，但他的身体仍然是完整的，没有流血。

当然，麦克斯韦实验室解剖室里事情不是这样。她告诉我，我可以选择看两个步骤中的一步："切下来"或者"倒出去"。切下来多少就是这个词说的那样。他们只能像剔骨头那样把骨头剔出来——除了缩在里面的、极其特别的口腔之外——把骨头上的肉切掉。剩在骨头上的肉啊、筋啊，放在某种溶液里煮几个星期，时不时地把肉汤滗出来，换上新溶液。我想到了帕多瓦大学的年轻人，一边炖一边拌，照顾着敬爱的教授的头。我想到了我在去年读到的莎士比亚剧场里的戏班子，面对一位死去的演员的最后请求，他要把他的头骨弄成一个道具。（大家确实得好好考虑这些请求了。）

大约一个月以后，我收到了一封来自新墨西哥大学的电子邮件。他们告诉我，人们已经转而用昆虫来处理；在这个过程中，苍蝇幼虫和食肉甲虫操作它们自己那一套相当于"切下来"的剔骨剥肉。

我没有签字要变成一个骨架子。单为一件事,我不住在新墨西哥州,他们就不会选中我。还有,这个大学到头来不制作骨架子,只要骨头。剩下来的是零零散散的骨头,以便扩充大学的骨骼学藏品。①

我了解到,在美国没有人为医学院制作骨架子。全世界医学院的大多数骨架子,好多年一直是从加尔各答进口的。如今不是这样了。按照1986年6月15日的《芝加哥论坛报》(*Chicago Tribune Story*)的报道,印度在1985年禁止出口骨头,因为有报道揭露儿童遭到绑架和杀害,有人取他们的骨头和颅骨。按照一篇报道的说法(我强烈地希望那是夸张了),在比哈尔邦每月有1500个儿童被杀,他们的骨头被送到加尔各答进行处理,然后出口。由于有了禁令,人骨供应数量减少到近于消失。据谣传,有些骨头是从中国的墓地里挖出来的,有的是从柬埔寨的屠杀地点偷来的。这些骨头饱经岁月、苔迹斑斑,质量一般不好。在大多数时候,制作精细的塑料骨架子应运而生。我在未来要成为骨架子的这个梦想太过分了。

出于与此相似的愚蠢而自恋的理由,我也曾经考虑要在"哈佛大脑银行"里永垂不朽。我在我的网站salon.com的专栏里写过这

---

① 如果你住在附近,一定要把遗体捐给他们。麦克斯韦人类学博物馆拥有全世界独一无二的当代人骨藏品(最近15年),用于研究从法医学到疾病在骨骼上的表现。附笔:你的家人可以进去看看你的骨头,工作人员会把你摆出来,尽管多半不是一具完整的骨架子。

件事，大脑银行主任为此失望，他设想我本应该写一篇严肃的文章，写写这个机构所做的那些非常严肃而有价值的研究。下面是那篇专栏文章的缩减版本：

> 成为一名大脑捐献者，有很多好理由。有一个最好的理由，是促进对精神功能障碍的研究。研究者研究动物的大脑，无法理解精神疾病，因为动物不患精神病。有些动物，如猫和狗，小得可以塞在自行车筐里，似乎有精神病，但那只是它们的某种自然品性，而动物据说没有能够诊断到的大脑失调，如老年痴呆症或者精神分裂症。因此，研究者需要研究精神病人的大脑，以及作为对照组的正常人类（如你和我——好吧，你）的大脑。

我要成为捐献者的理由，全然不那么好。我的理由落脚到"哈佛大脑银行"的一张捐献者钱包卡，这东西使我能够吹嘘"我到过哈佛"，而且没有撒谎。你到"哈佛大脑银行"不需要好脑筋，仅仅需要一颗大脑。

在秋高气爽的一天，我决定访问我的归宿地。大脑银行是哈佛的麦克林医院的一部分，坐落在波士顿郊外的一处错落有致的地产上，那里有一些漂亮的砖楼。我被引到"邮差研究大楼"的第三层。那个女人把"邮差"读成"邮吹"，这是为了避开那些愚蠢的问题，问邮差有什么可研究的。

如果你在考虑要捐献大脑，你做的最合适的事情，是你得离大脑银行远远的。才到了10分钟，我就在看一位24岁的专家在把一个27岁的大脑切成薄片。这个大脑经过速冻，但切得不很整齐，散落了一些小碎片。小碎片很快就融化了。这位专家用纸巾把小碎片抹掉。"这个是三等品。"他以前因为说这种话而陷入了麻烦。我读过一则新闻报道，记者问他，他是否打算捐献他自己的大脑。他回答，"没门儿! 我的一切，生了带来，死了带去!"现在，你再问他，他平静地说，"我才24，我实在是不知道怎么回答你。"

大脑银行的一位发言人，带我到处看看。从解剖室下了楼，就是计算机房。这位发言人把这个地方叫作"作业大脑中心"。对任何其他手术而言，这说法合适；但是，就这里的情况而言，这说法有点难以理解。在大厅的尽头就有一些有脑筋的真人嘛。这情况不像我想象的那样。我心里的画面是: 一些完整的大脑漂在玻璃缸里。但是，这里的大脑一劈两半，一半切片了，冷冻了；另一半放在甲醛里，藏在食品保鲜盒里。不知怎么的，我对哈佛的希望过高了。即便没有玻璃缸，至少也得用塔珀制品吧。我不禁思忖，最近他们的宿舍是何景象。

……这位发言人向我保证，日后没有人可能说我的大脑丢了。他以让我放心的那种方式向我保证，与此同时却没有把我说动，我没有决定我一定会捐献我的大脑。"首先，"他开始说，"他们像这样切开皮肤，把皮肤从后脑勺掀到脸上。"他此时做了一个动作，好像摘去了万圣节面具。"他们用锯把天灵盖锯掉，把大脑取出来，再把天灵盖摆回去，用螺丝刀固定在原位，再把皮肤覆过来，把你后脑勺的头发梳理整齐。"他使用专题广告片主持人的那种热情洋溢的说明书语言，把获取大脑这码事说得好像立等可就，然后用块抹布擦擦干净……

还是那样，我又变卦了。我倒不在乎大脑摘取这个过程（你们或许也发现了我不是个难伺候的主儿），那主要是因为我做了错误的预期。我希望我成为一个放在玻璃缸中的大脑，存放在哈佛。我希望我在架子上，看上去神气活现，叫人着迷。我不想以存放在库房冰箱里的切块这种方式，过此后的日子。

要成为放在架子上的一个器官，方法只有一个，那就是被塑化。塑化是这么一种处理方法：拿来一个有机组织（比方说，一个玫瑰花蕾，或者一颗人头），用硅聚合物取代其中的水，把这个有机体变为它自身的一个可以永久保存的方式。塑化是德国解剖学家巩特尔·冯·哈根（Gunther von Hagens）搞出的技术。和大多数做塑化的人一样，冯·哈根为解剖课制作教学模型。然而，他最为人知的事情，是把整个尸体塑化了搞艺术展览，名为"身体世界"，这个引起了争议。在最近5年，他在欧洲巡展，让人大蹙眉头，也收获了可观的钞票（到目前为止观众超过800万）。无皮的尸体摆成活人的姿势：游泳、骑马（包括塑化的马）、下棋。有一张形象的皮肤在后背飞起来，像个斗篷。冯·哈根把文艺复兴时期的安德里亚·维萨里（Andreas Vesalius）的作品引为灵感。维萨里的《人体构造》（*De Humani Corporis Fabrica*）的解剖图展示活人的姿势，而不是直挺挺地躺着，也不是垂着胳膊站着，就像常见的医学书的插图那样。一具骨架挥手致意；一个"肌肉人"，居高俯视山下的城镇。"人体世界"无论在什么地方展出都引起了教父们和保守者的不满，主要的理由是那亵渎尊严。冯·哈根反驳说，展览中的尸体是其生前献出的，专为这种目的。（他在展览的出口留下一摞捐献表格。按照2001年的伦敦《观察家》（*Observer*）报道的说法，捐献者名单有3700人。）

冯·哈根的大多数尸体都是在中国塑化的，在一个名叫"塑化城"的地方进行。据说他雇佣了200个中国人，这在我听起来像是某种尸体血汗工厂。这不那么令人惊讶，因为他的技术需要大量劳动力，也很费时间——塑化一个人需要一年多的时间。（在冯·哈根的专利期满之际，美国的技术版本得到了道·康宁的改进，费时1/10。）我联系了冯·哈根在德国的办公室，问我能不能去看一下"塑化城"，看看他为捐献的尸体都准备了什么样的恶作剧，但冯·哈根在路上，没有及时回复我的电子邮件。

去不成中国，我就到了密歇根大学医学院，解剖学教授罗伊·格罗夫和塑化用化学品制造商丹·克克伦在那里和道·康宁一起工作以革新技术。他们一直在进行整尸塑化，为的是搞自己的博物馆项目，名为"人类展览：内在的奇妙"——想在2003年中期在旧金山展出，却遭到抨击。他们的作品严格为教育服务：12具塑化尸体（克克伦偏爱"聚合物保存"这个术语），每一具展示一个不同的系统——神经、消化、生殖等。（在本书出版之际，美国的博物馆还没有一家签约展出"人类展览"的。）

格罗夫建议我看一下塑化过程是怎么搞的。我们在他的办公室见了面。格罗夫有一张窄长的脸，让我想起演员里奥·G.卡罗尔（Leo G.Carroll）。[我最近看过《塔兰图拉毒蛛》（Tarantula），卡罗尔在其中扮演一个科学家。这个科学家在琢磨怎么制造不伤人的动物，超大而吓人的那种，如"警犬那么大的豚鼠"。]你看得出来格罗夫是个好人，因为他办公室墙上的白板写着"要做的事列表"："玛利亚·洛佩兹，把大脑给女儿——科学展会。"我断定这是我想用我的遗体来干的事儿。在教室和科学展会上周游，让孩子们吓一跳，让他们对科学发生兴趣。格罗夫带我穿过大厅，到一个库房。库房里的架子像一堵墙，上面挤满了经过塑化的人体切块。那里有一个大脑，切得跟面包似的；还有一个头，一劈两半，你就能看到鼻窦和深藏不露的舌头根，跟迷宫一般。你可以把器官拿在手里，仔细地把玩，因为器官完全是干燥的，也没有味儿。还有呢，这些器官明显是真东西，不是塑料的。对许多学科（牙科、护理、语言病理学）而言，要研究解剖结构，却没有时间操刀，像这种模型就是天赐之物了。

格罗夫把我带下楼，到塑化实验室去。实验室里冷飕飕的，到处都是模样奇怪而笨重的罐子。他开始解释塑化过程。"首先，要把尸体洗干净。"干这个事儿，和这个身体在活着的时候差不多：在澡盆里洗。"这就是一具尸体。"格罗夫说，指着一具漂在澡盆里的尸体的后背，好像我不知道什么是尸体似的。

澡盆里的这个男子，60来岁。他留着胡子，还有文身；在塑化过程中，胡子和文身都会保留着。他的头浸没在水里，这使这具尸体看上去像是遭到谋杀一样令人不安。另外，这尸体的前胸壁已经和躯干的其他部分分离了，漂到了这尸体的一边。那前胸壁就像古罗马角斗士卸下的胸甲，也兴许仅仅是我觉得这个说法可以帮助你发挥想象。格罗夫说，他和克克伦打算把那个前胸壁再安装到尸体上，在一边装个合页，那就可以把它拉开，"跟冰箱门似的"，让你看看里面的器官。（几个月后，我看到一些展品的照片。令人失望，一定有人禁绝了冰箱门这个主意。）

第二具尸体躺在盛着丙酮的不锈钢盆子里。格罗夫博士每次把盆子盖打开，实验室里就充满强烈的气味，像是指甲油清除液。丙酮驱除尸体组织里的水分，以便用有机硅聚合物再把它膨胀起来。我竭力想象，在一个科学博物馆里，这个死人给装在支架上。"他会一丝不挂吗？或者他的阴茎就那么挂在外头？"我问得颇不得体。

"他会让阴茎在外头挂着。"格罗夫回答。我感觉，以前有人曾经问过他这个问题。"我的意思是，在人的解剖结构上，阴茎是一个相当平常的部分。我们干吗要把平常的东西藏起来呢？"

离开丙酮澡盆子，尸体被转移到整尸塑化室：一个圆桶状的不锈钢罐子，盛满液体聚合物。一个抽气机接在罐子上，降低罐内的气压，把丙酮变为气体，把它从尸体里抽出来。"在丙酮从标本中出来之后，里头就出来空间，聚合物就吸进了那些空间中。"格罗夫说。他递给我一个手电筒，我就可以通过塑化室顶上的一个舷窗看里面的情形。那个舷窗呢，碰巧俯瞰着那个死人的解剖结构上的那个颇为平常的部分。

看上去那尸体在里面安安静静的。就像把豚鼠弄成军犬大小那样，塑化过程其实没有你想的那么闹腾。你仅仅是躺在那儿，泡着，塑化着。最后，有人把你捞出来，为你摆姿势，就跟为芭比娃娃摆姿势一样。然后，一种催化剂抹在你皮肤上，两天的硬化过程开始了：催化剂渗进你的组织里，让你在刚刚死的那种状态永垂不朽。密歇根州东南部的一位丧葬经理，迪安·穆勒（Dean Mueller），他的"永保公司"提供丧葬塑化服务，价钱大约是50 000美元。我问他，他认为经过塑化的标本会保存多长时间。他说，至少一万年吧。这足够算是永恒了，任何人都不曾指望这么久远吧。穆勒对国家元首们抱有很高的希望（你该想到列宁本是可以塑化的），有钱的怪人也会是客户，我认为这想法对头。

我会高高兴兴地把我的器官捐出去做教具，但是，除非我搬到密歇根州或者其他有塑化实验室的州，此愿难遂。我会央求我的亲人们，把我运到密歇根，但那很蠢。除此之外，你把你的遗体捐给科学，你的遗体会有什么遭遇，你无法确定，你倒是能够确定你不能有什么遭遇。关于格罗夫和克克伦在若干年里塑化的那些死人的尸块，你去查看一下密歇根大学遗体捐赠表格里的一个栏目，表明捐赠者不曾反对"永恒保存"，但他们也不曾要求正是以这种方式永恒保存。

还有另一件事，是我考虑到的。你撒手归天，即便你能够控制你的遗体会有什么遭遇，你也不可能从中得到什么乐趣，那么你试图控制这号事儿，简直就犯不上。关于如何处置遗体，有人把要求搞得很细，这些人多半搞不清楚死是怎么回事。留下个便条，要求你的亲朋好友旅行到恒河去撒你的骨灰，或者把你的尸体运到密歇根州的一个塑化实验室，以此希望在你死后你还发挥影响力——希望在某种意义上你还在场。我猜，这是对死的恐惧和不安的一个症状，是拒绝接受你已经不再插手或者参与地球上的任何事儿了这个事实。我和丧葬经理凯文·麦克比谈过此事，他相信怎么决定发落尸体，是生者的事儿，不是死者的事儿。"人死了，死后会有什么遭遇，那就不是他们的事儿了。"他对我说。尽管我做不到如此达观，我也确实理解他的意思：生者不必做某种他们觉得不舒服的事儿，也不必做某种他们在伦理上不接受的事儿。家人死了伤心，还得继续过日子，这就够难的了。为什么还要为他们增加负担？如果有人想安排一个气球葬礼，把骨灰送到大气层上，那还好。但是，事情由于某种原因而沉重起来、麻烦起来，他们就不必勉强了。麦克比的做法是把死者家人的愿望置于死者的愿望之上。捐献遗体项目的协调者的想法也与此相似。"我的孩子们反对他们老爹捐献尸体。"冉恩·韦德说，他是马里兰大学医学院的解剖服务部主任，"我告诉他们，对你们怎么最好，你们就怎么干。你们是不得不活着处理这个死尸的人。"

在我的父母之间，我就见到了这样的事情。我父亲，早年摒弃有组织的宗教，要求我母亲把他装在一个粗朴的松木盒子里火化，不搞悼念仪式。我母亲，违情逆志，不顾她自己的天主教倾向，尊重了他的遗愿。她后来为此后悔。她不大认识的人，也质问她，说连个追悼会也没有，他们很失望。（我父亲在城里一直是个德高望重的人。）我母亲深感羞耻，也很受诽谤。骨灰瓮是雪上加霜，一方面因为天主教会要求遗体要土葬，连火化的骨灰也要土葬；另一方面也因为她不喜欢把骨灰放在家里。骨灰瓮在一个橱子里放了一两年，直到有一天，我母亲不曾对我和我兄弟说过一个字，她把她老伴儿带到兰德殡仪馆，要一雪耻辱。然后，她把骨灰瓮埋在墓地的一块地里，就在她为自己准备的那块地的旁边。起先，我和我父亲站在一起，对她不尊重我父亲亲口说的请求义愤填膺。在我意识到他的遗愿为她带来多少苦恼的时候，我的想法变了。

如果我把我的遗体捐给科学，我丈夫爱德就不得不设想我躺在实验台上，更糟糕的是他不得不想到我在那里的遭遇。许多人不在意这些。但是，爱德很把身体当回事，无论是活的还是死的。他这个人不戴隐形眼镜，因为他不得不接触自己的眼珠子。只有他晚上不在家的时候，我才看手术频道。几年前，我告诉他，我在琢磨着加入"哈佛大脑银行"，他大摇其头："真是走火入魔了啊。"

无论爱德想要我怎么做，我都依了他。（器官捐献另当别论。如果我落得个脑死亡，器官还能用，有人要用那些器官，那就让他的唧唧歪歪见鬼去吧。）只有爱德走到前头，我才填写捐献我的遗体的表格。

如果我先走了，我就在我的文件里加上一纸个人介绍，让那些解剖我的学生知道我是谁（你也可以这么做），他们就可以低头看着我那残破的躯体，说，"嗨，瞧瞧这个。我碰上了那个写尸体书的女人。"如果我能安排一下后事，我会搞得有意思些。

图书在版编目（ＣＩＰ）数据

如果尸体会说话 / (美) 玛丽·罗琦著；王祖哲译. — 长沙：湖南科学技术
出版社, 2022.10
(罗琦的奇异科学)
ISBN 978-7-5710-1592-3

Ⅰ. ①如… Ⅱ. ①玛… ②王… Ⅲ. ①人体解剖学 Ⅳ. ①R322

中国版本图书馆 CIP 数据核字(2022)第 089624 号

STIFF: The Curious Lives of Human Cadavers
Copyright ©2003 by Mary Roach

湖南科学技术出版社获得本书中文简体版独家出版发行权
著作权合同登记号 ： 18-2011-143

RUGUO SHITI HUI SHUOHUA
如果尸体会说话

著者
［美］玛丽·罗琦
译者
王祖哲
出版人
潘晓山
策划编辑
李 蓓
责任编辑
王梦娜
营销编辑
周 洋
出版发行
湖南科学技术出版社
社址
长沙市芙蓉中路一段 416 号
泊富国际金融中心
网址
http://www.hnstp.com
湖南科学技术出版社
天猫旗舰店网址
http://hnkjcbs.tmall.com
邮购联系

本社直销科 0731-84375808
印刷
长沙鸿和印务有限公司
厂址
长沙市望城区普瑞西路 858 号
邮编
410200
版次
2022 年 10 月第 1 版
印次
2022 年 10 月第 1 次印刷
开本
880mm×1230mm 1/32
印张
7.5
字数
171 千字
书号
ISBN 978-7-5710-1592-3
定价
59.00 元